암 경험자들의 가슴에서
건져 올린 단어들

04
프롤로그
04 ㅇ과 ㅁ이야기
08 암이 탄생시킨 새로운 단어들

12
책 만드는 아미, 조진희
14 보조개
18 엄마
22 훌라댄스
26 식구
30 쉬다
34 암밍아웃
38 책
42 안녕
   46 제주의 오래된 목욕탕
   48 제주도 오일장
   50 제주의 작은 책방들

52
동행하는 아미, 정승훈
54 윤슬
58 배려
60 낭만
64 꿈
66 끼니
68 면접
   72 제주 오름 정보
   74 제주의 건강 밥집

Contents

76

뜨개하는 아미, 유정윤

78 암
82 가슴
84 민둥머리
86 나
90 뜨개
94 멍때리다
96 휴대전화
　　98　제주의 아름다운 숲
　　100 제주의 멍~ 여행지

102

여행 떠나는 아미, 이정훈

104 또봄
108 서핑
112 행복
116 커피
120 변화
122 사회복귀
124 여행
　　128 제주 서핑 정보
　　130 제주의 이색 커피 명소

132

단어 토크

132 '암'이어서 하고 싶었던
　　'암'이기에 꼭 해야만 했던
　　이야기들

여행 아이템

142 아미들의 여행 필수 아이템
　　훔쳐보기
152 고마우신 분들

저도 처음엔 작고 예쁜 동그라미였습니다.

어느 날 제 한 구석에 옹이가 하나, 둘 생겨났고

'암'이라는 '다름'이 생겼습니다.

그렇지만 여전히 저는 동그라미와 같이 살아가고 있습니다.

하지만 동그라미들은 네모인 저를 다르게 바라봅니다.

뒤처지거나, 도와주어야 할 대상으로 말이죠.

동그라미보다 조금 느리긴 하지만 새롭게 얻은 것들도 있답니다.
암을 통해 맘을 들여다보는 새로운 눈과 마음을 말입니다.

○과 □은 암 경험자들의 맘을 어루만지고자 하는
아미북스의 새로운 '눈'과 '마음'입니다

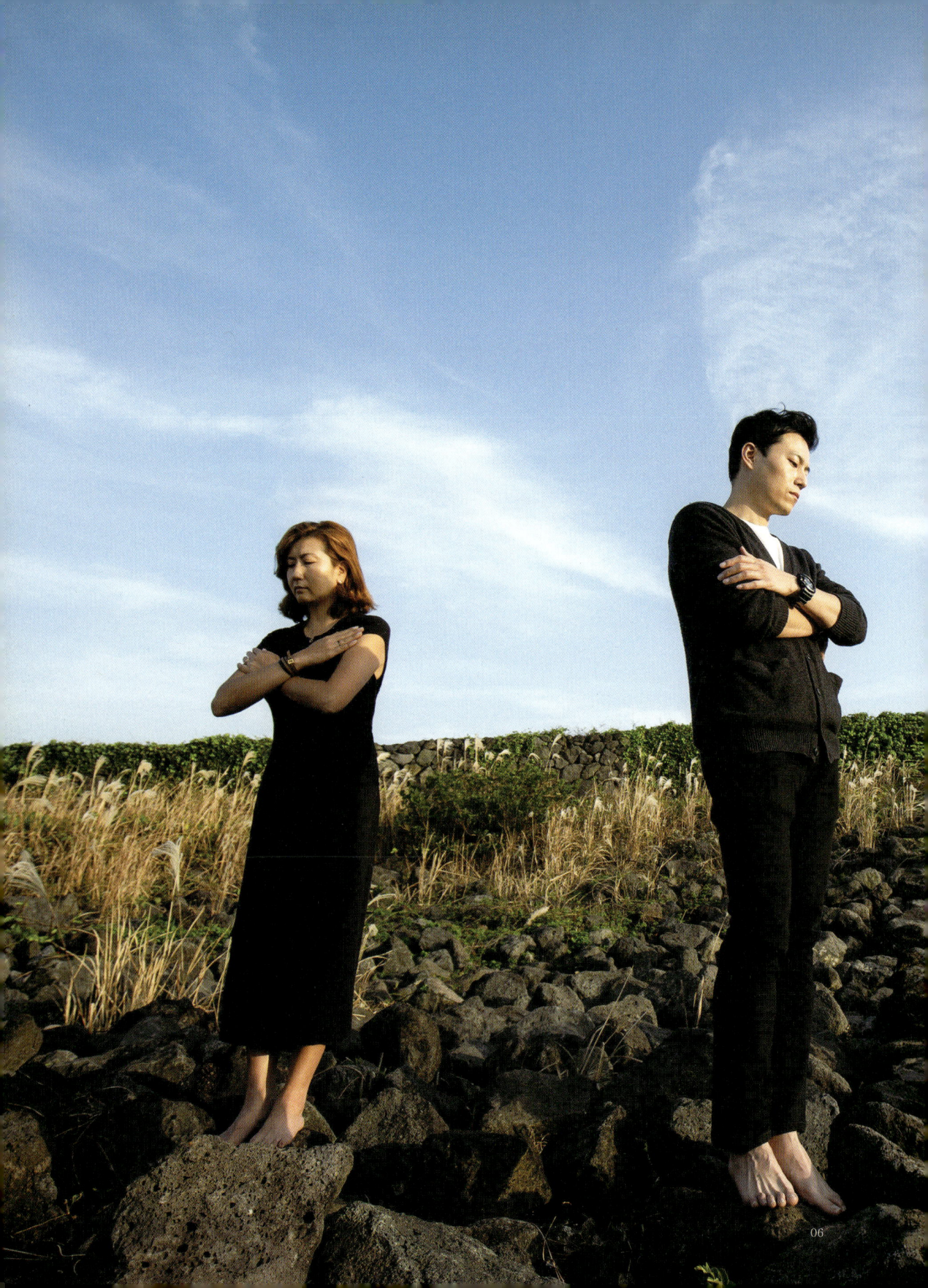

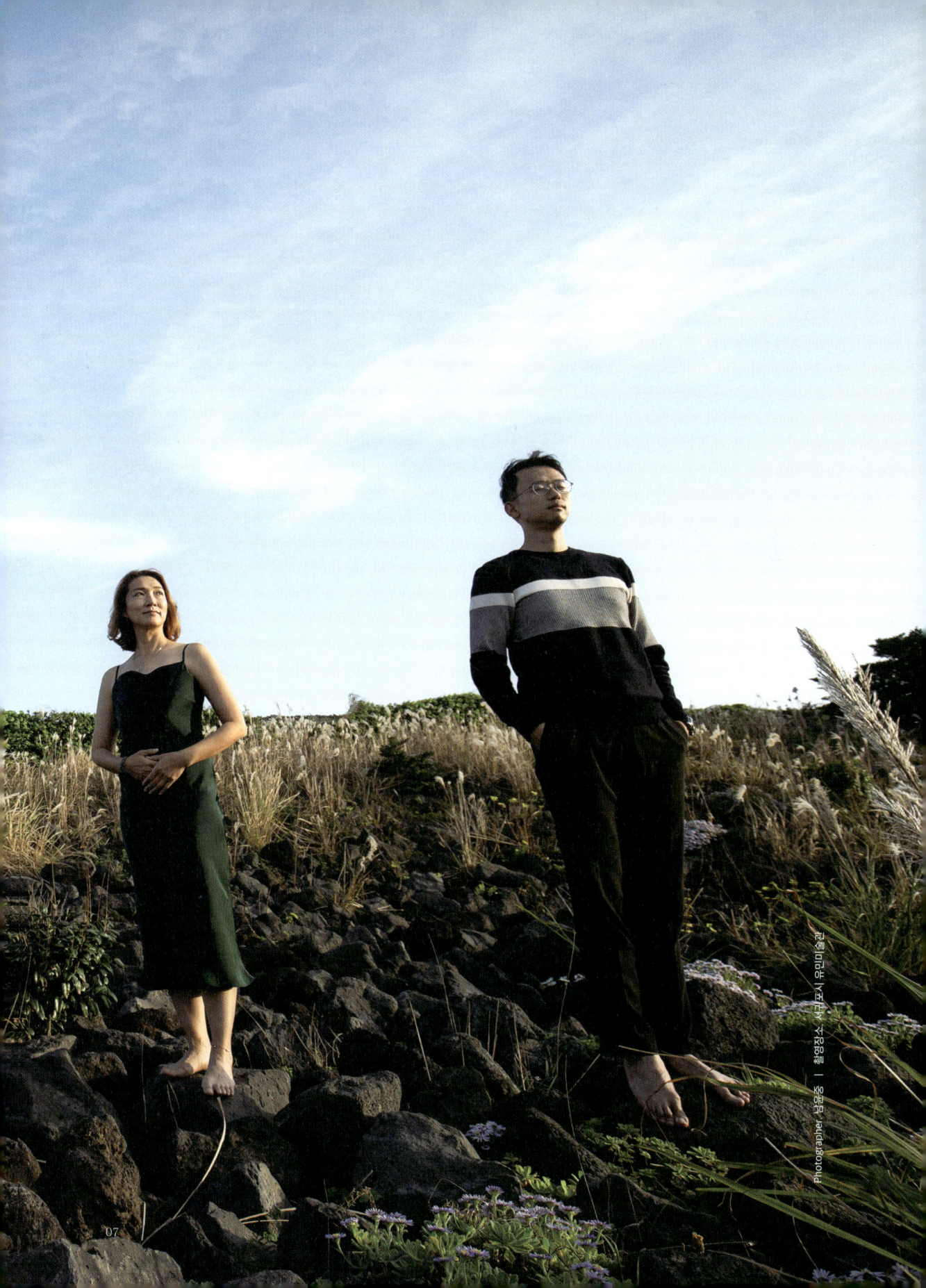

암			이
탄	생	시	킨
새		로	운
단		어	들

삶의 굴곡은 사람들마다의 새로운 단어를 만들어 냅니다.
각자의 시간과 경험이 쌓여 만들어 낸 이 단어들은
그 사람의 삶을, 아픔을, 행복을 드러냅니다.
암 경험자들에게는 어떤 단어들이 새로운 의미로 다가왔을까요?
'암'이라는 큰 산을 만난 이들이
이 산을 넘으며 만난 새로운 단어들은 무엇일까요?

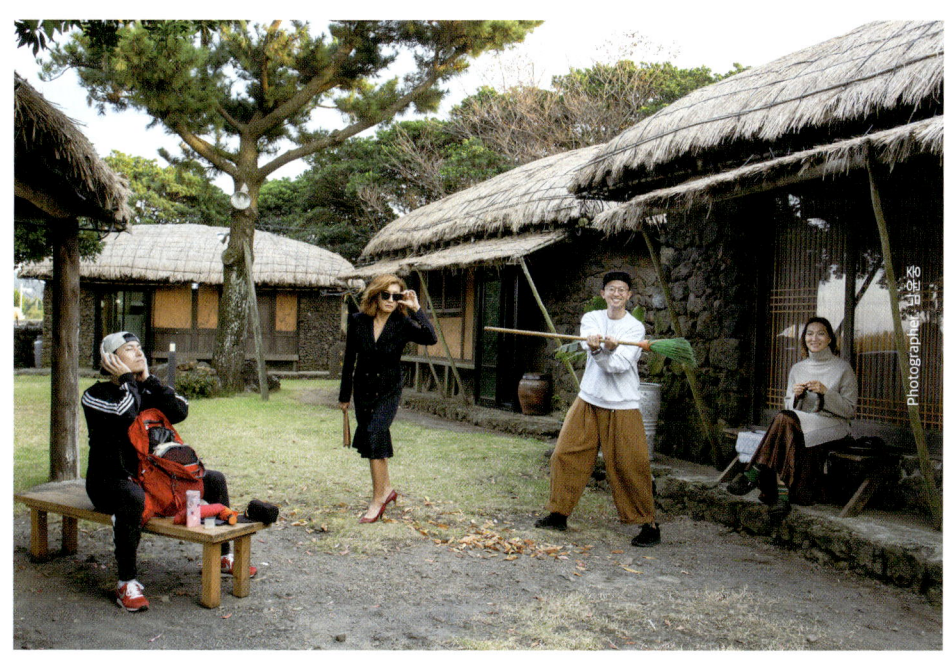

이 책에 등장하는
조진희, 유정윤, 이정훈, 정승훈,
이 네 사람은 모두 암 경험자입니다.
'암'을 통해 삶의 새로운 '앎'을 알아간 이들을
우리는 '아미'라 부릅니다.

아미북스는 이 아미들의 가슴에서
단어들을 건져 올려 첫 책을 만들었습니다.

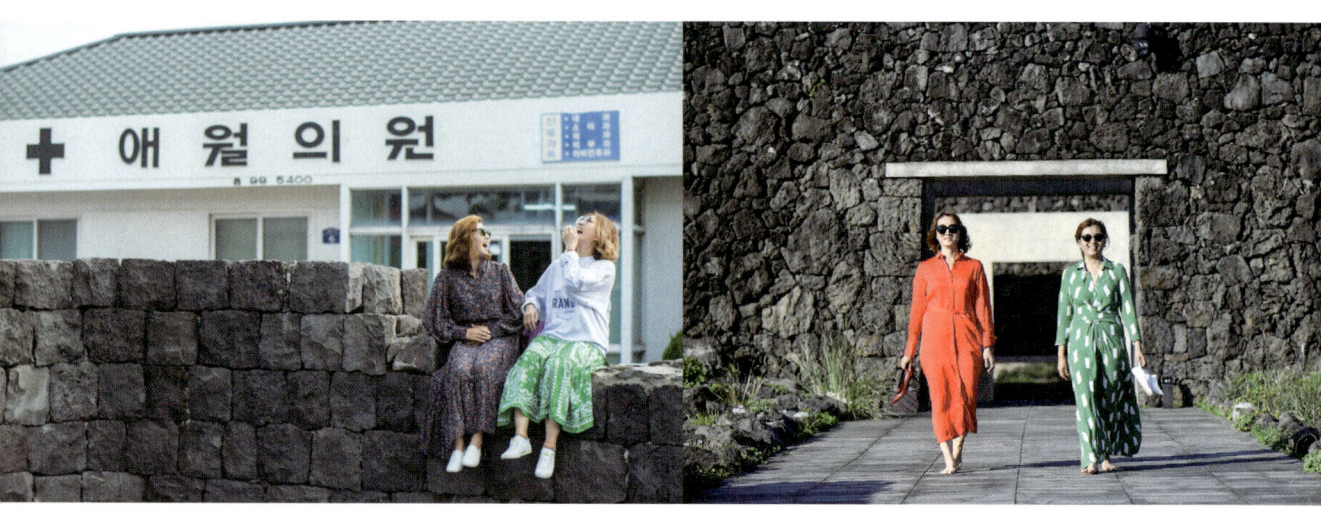

암이 탄생시킨, 아미들의 가슴에 새겨진 새로운 단어들은
때론 슬프기도, 때론 뭉클하기도 했습니다.
아미들과 제주도의 낮과 밤을 보내고,
숲과 들과 바다를 오가며,
그들의 단어에 마음을 입히고 색을 더했습니다.
그렇게 탄생한 반짝반짝 빛나는
아미들의 이야기를 시작합니다.

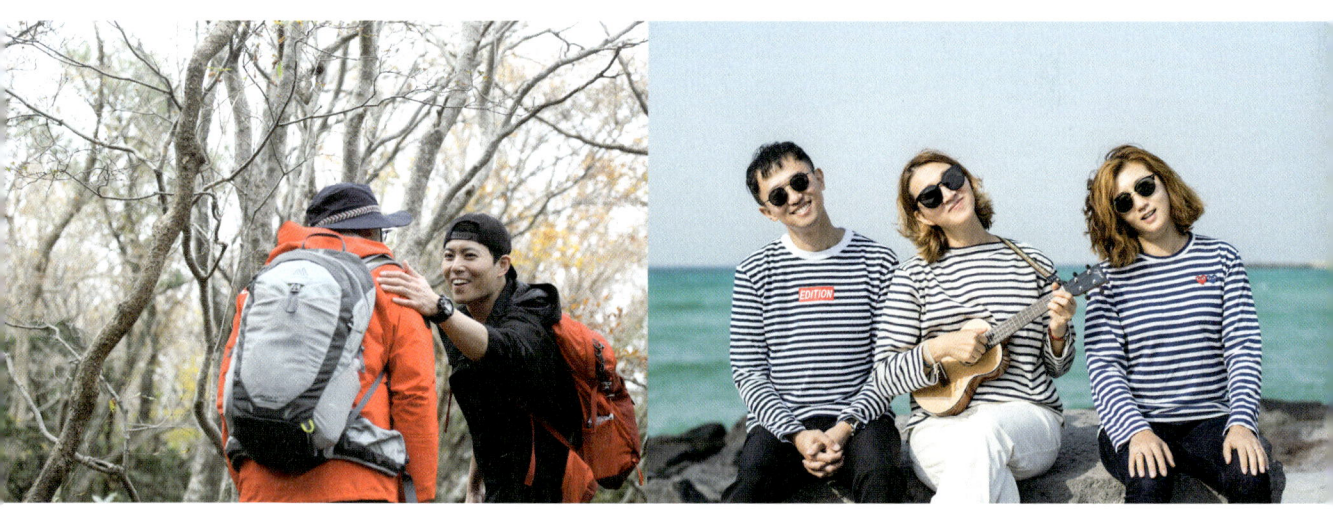

책 만드는 아미
조 진 희

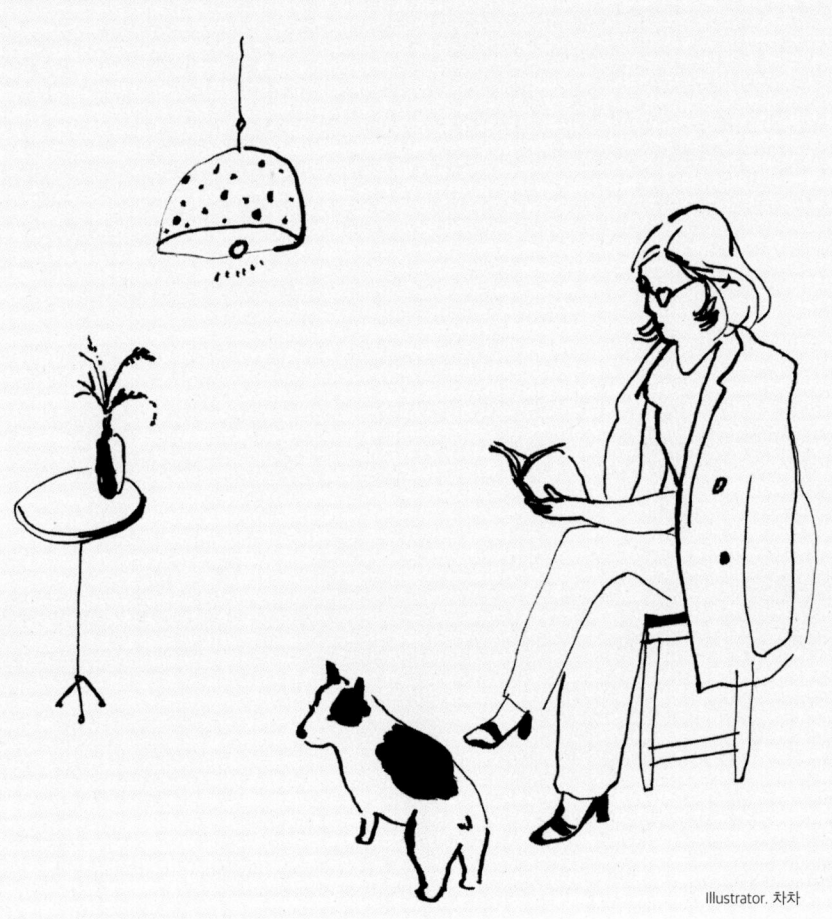

Illustrator. 차차

그의 과거

- 진단명 : 유방암 1기
- 수술 일자 : 2018년 2월
- 치료 과정 : 수술
  　　　　　　6차 항암치료
  　　　　　　방사선 15회

그의 현재

가슴 절제 수술 후
보형물을 넣었다 뺐음.
찌그러진 가슴을 평생 달고
살아야 하는 우울함이 있으나,
가슴에 생긴 깜찍한 보조개
(실상은 수술이 잘못되어
생긴 자국)로 위안 중.
남편이 아주 귀여워함.

그의 미래

아미들을 위한 재미있는 책을
만들고자 <아미북스>를 시작함.
아미들이 울고 웃을 수 있는
공감의 책을 만들고자
고군분투 중.
장기적으로 암 경험자들로만
이루어진 주식회사
<아미다해>를 만드는 것이
목표임.

보조개

보조개 사전적 뜻 : 말하거나 웃을 때 두 볼에 움푹 들어가는 자국.

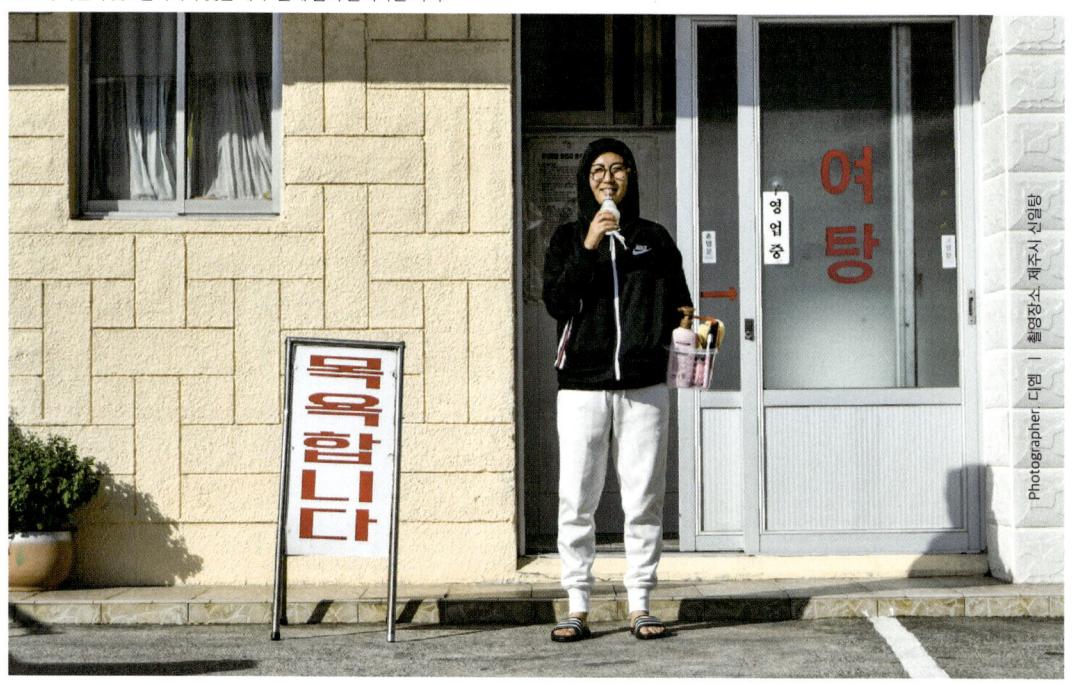

Photographer 디엠 | 촬영장소 제주시 신엘탕

유방암 수술 후 생긴, 가슴에 움푹 들어가 있는 자국
즉, (가슴)보조개
2019년 3월 20일, 목욕탕을 다녀온 후,
갑작스레 나에게 다가온 단어

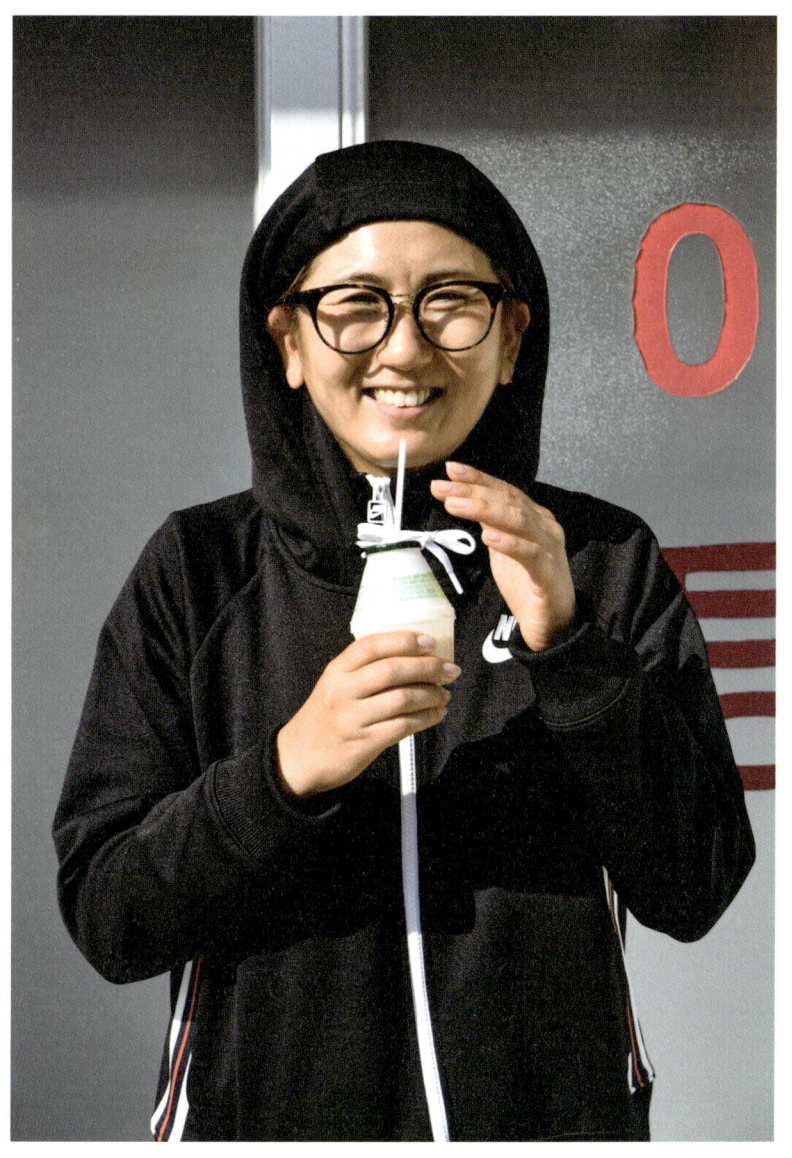

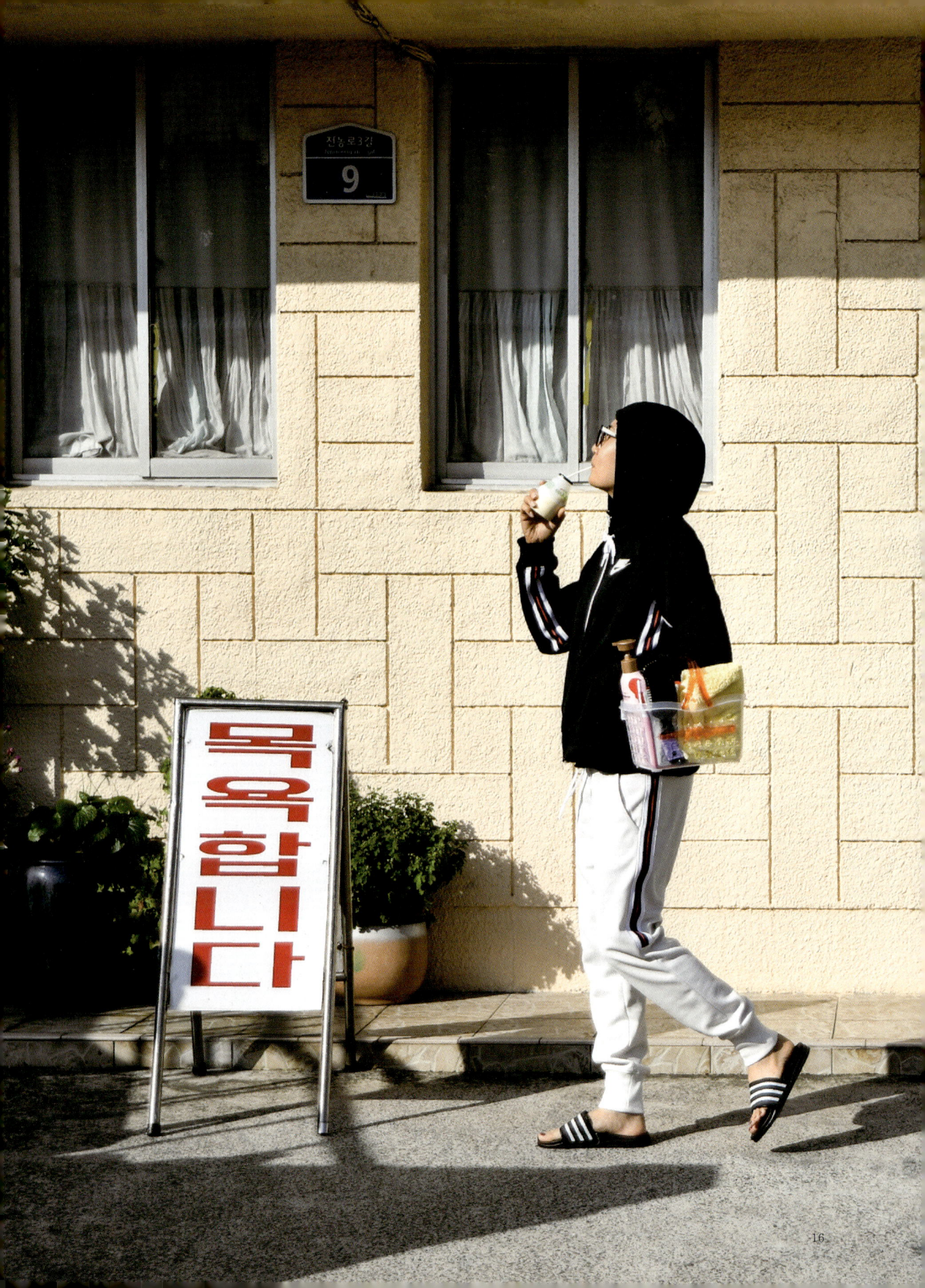

옷을 벗고 거울 앞에 섰다.
변한 건 없다.
머리카락이 길어졌고, 살이 빠졌으며
근육이 조금 생겼다.
시선이 가슴에서 멈췄다.
주변 다른 여자들의 가슴을 훔쳐본다.
얼굴이 다 다르게 생겼듯 가슴도 다 다르게 생겼다.
나도 그저 다르게 생긴 가슴 중의 하나일까?
가슴…
유방암 수술 후 내 가슴에는
참외 배꼽처럼 깊게 들어간 수술 자국이 생겼다.
목욕탕 안 사람들이 힐끗힐끗 내 가슴을 쳐다본다.

남편에게 물었다.
"여보, 내 가슴 이상해?"
"아니 왜? 우리 아기 가슴에 예쁜 보조개가
생겼는데?
이뻐 괜찮아."
수술 이후 목욕탕에 가지 않은
유방암 경험자가 많다고 한다.
가슴 모양이 다를뿐인데…
유방암 경험자들과 목욕탕을 통째로 빌려
다 같이 목욕하는 날을 꿈꿔본다.

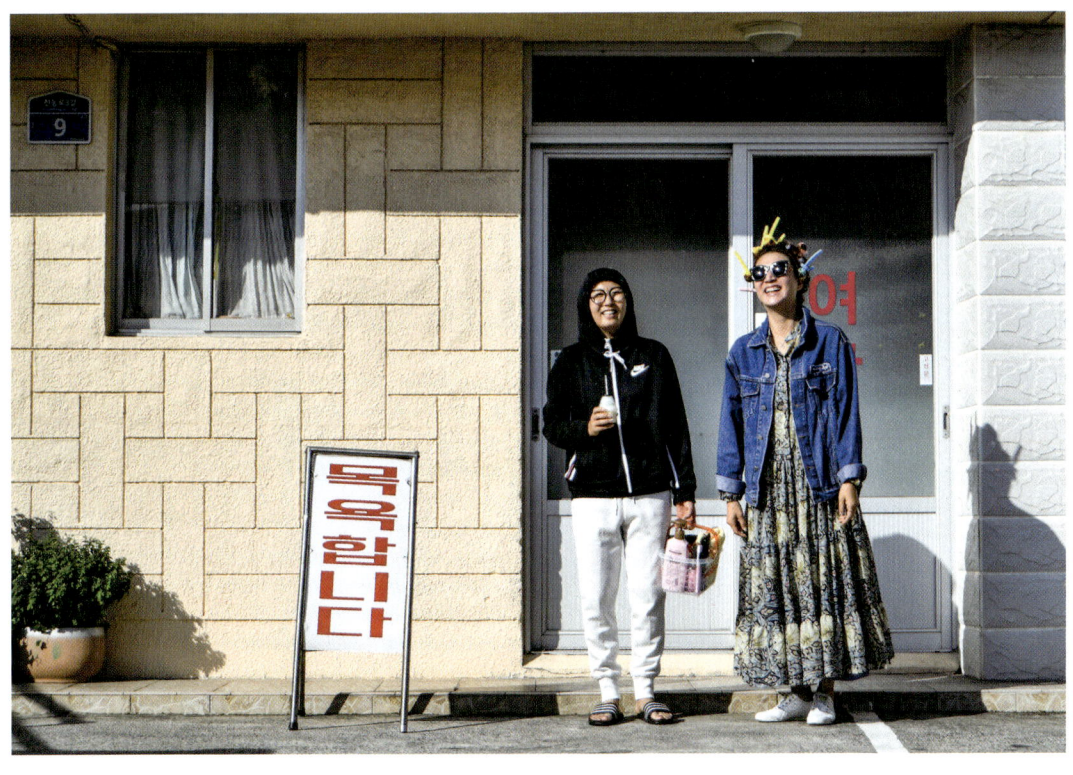

엄 마

엄마 사전적 뜻 : 자기를 낳아 준 여자를 이르거나 부르는 말.

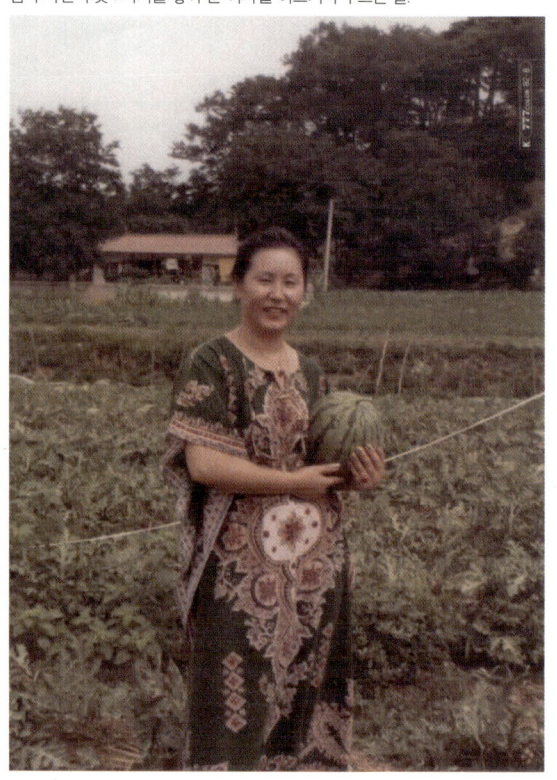

나를 똑 닮아서 미운 사람

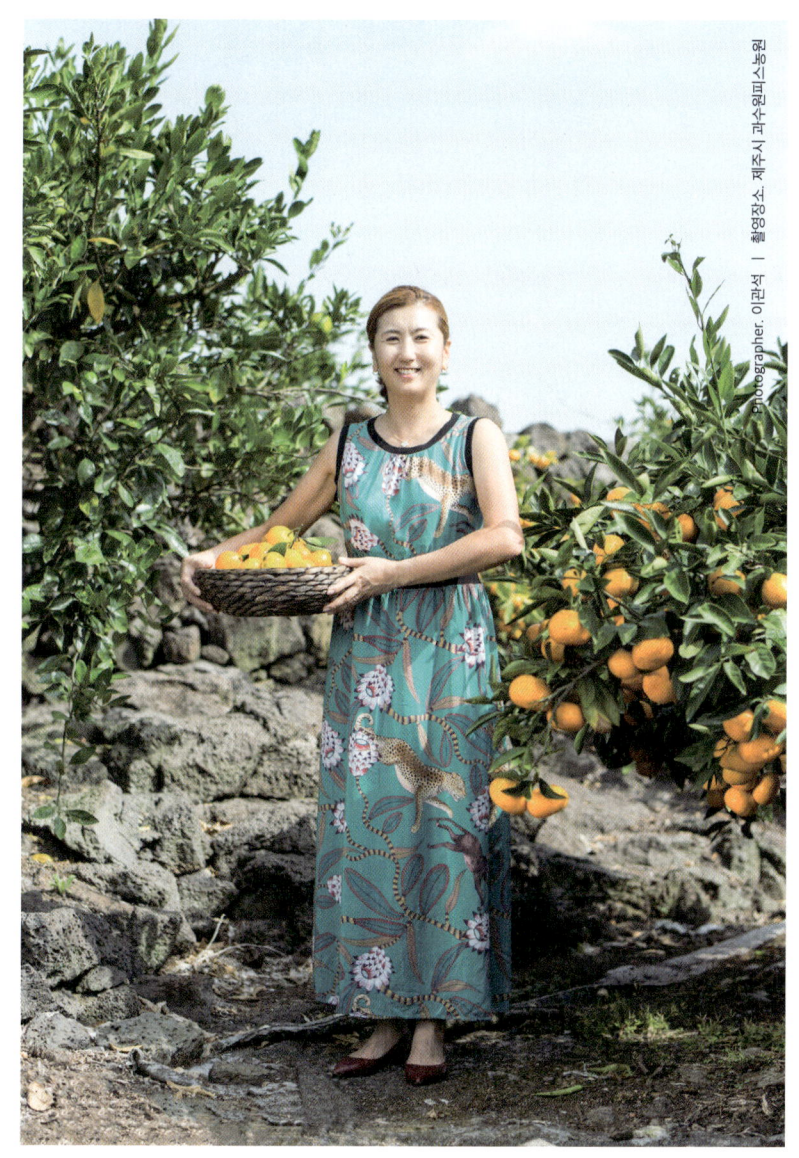

photographer. 이관석 | 촬영장소 제주시 과수원피스농원

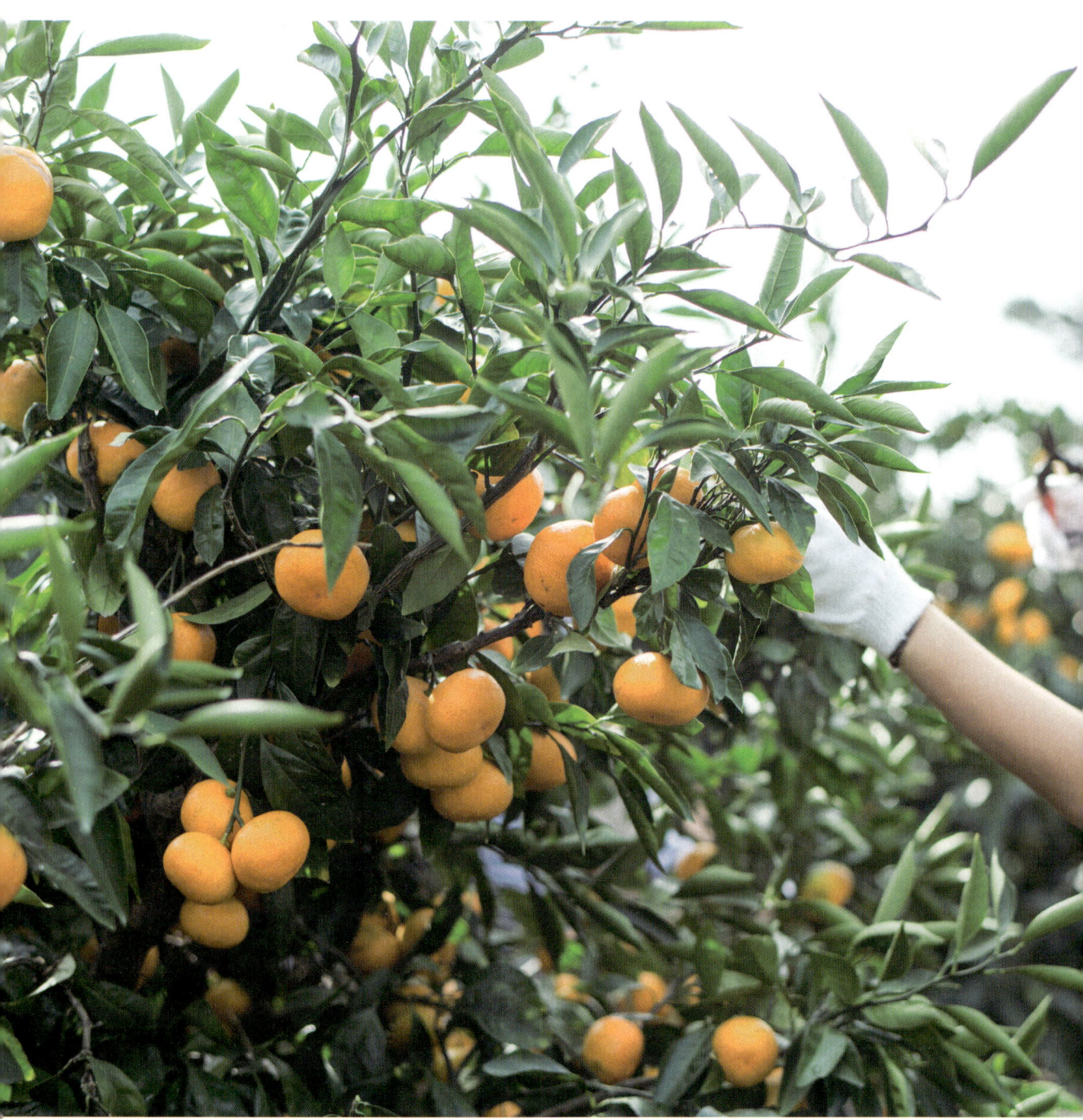

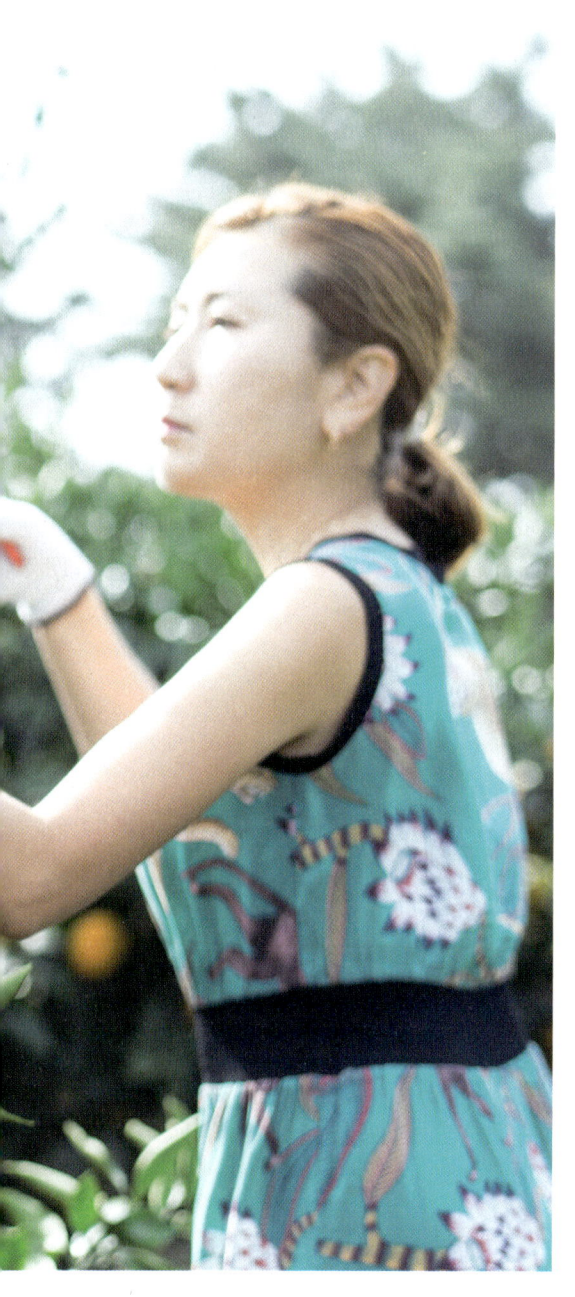

사람들마다 생김새와 성격이 제각각이듯
사용하는 사랑의 언어도 다르다.
사람들이 사용하는 사랑의 언어는 다섯 가지라고 한다.
첫째, 인정하는 말.
칭찬과 사랑의 언어를 통해 사랑을 느낀다.
둘째, 함께 하는 시간.
시간을 공유해야 사랑을 받는다고 느낀다.
셋째, 선물.
상징적인 의미를 지닌 물건을 통해 사랑을 확인한다.
넷째, 봉사.
상대방이 원하는 것을 해주는 것으로 사랑을 느낀다.
다섯째, 접촉.
신체적 접촉을 통해 사랑을 느낀다.
어린 시절, 난 엄마가 나를 사랑하지 않는다고 느꼈다.
사랑의 언어가 달랐기 때문이다.
도시락을 싸주고, 예쁜 옷을 입혀주며,
경제적으로 부족함 없이 키워주는 것…
엄마가 선택한 사랑의 언어는 '선물'이었다.
하지만 내가 바란 사랑의 언어는 '마음'이었다.
비 오는 날이면 학교 앞에서
우산을 들고 기다리는 엄마의 마음,
결혼식 날 웨딩드레스를 입은 나를 꼭 안아주며
'사랑한다'고 말해주는 엄마의 진심…
내가 꿈꾸고 그리워했던 엄마의 사랑이다.
세월이 흐른 지금, 나는 엄마가 나를 사랑했던
방식대로 엄마를 사랑하고 있다.
용돈과 여행은 보내드리지만, 전화도 만남도 없다.
사랑한다는 말도 하지 않는다.
난… 그렇게 조금씩 엄마를 닮아가고 있다.
나는 엄마가 밉다. 유방암에 걸린 엄마가 밉고,
'몸 상태는 어떠냐', '엄마밥 먹고 싶지 않냐'며
자꾸 전화하는 엄마도 밉다.
당신도 암 경험자이면서 못된 딸을 챙기는 것도,
같은 병을 앓은 것도 싫다.
엄마와 똑같은 유방암에 걸린 나 또한 밉다.
나는 점점 더 엄마를 닮아가고 있다.

훌라댄스

훌라댄스 사전적 뜻 : 엉덩이를 내어 두르면서 추는 하와이의 민속춤.

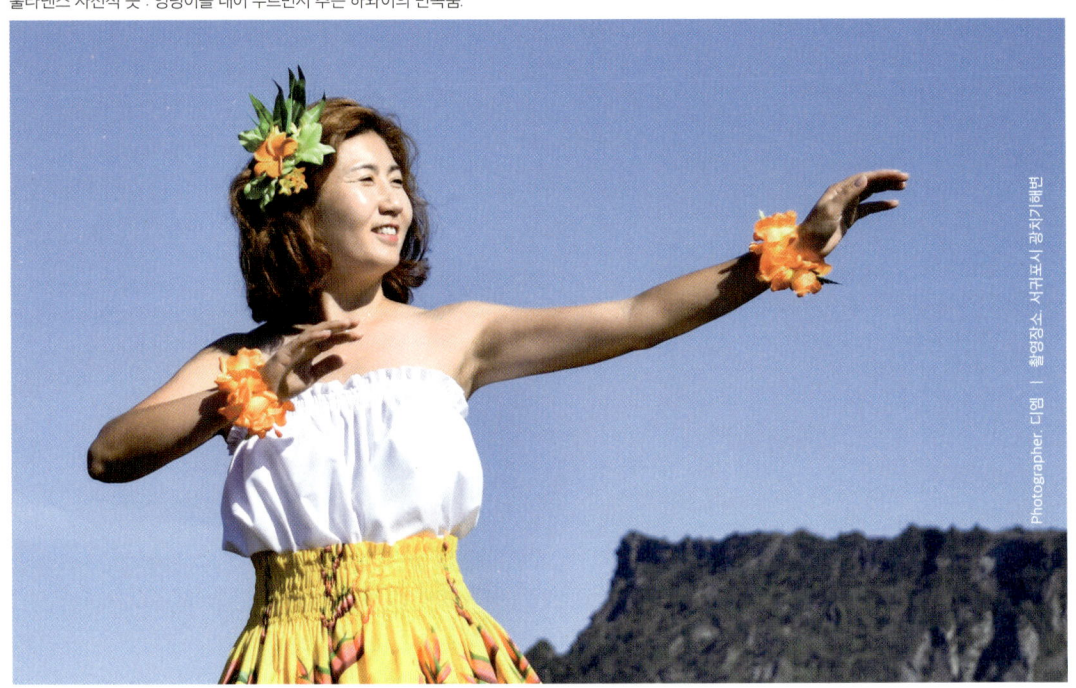

Photographer 디엠 | 촬영장소 서귀포시 광치기해변

암이 나에게 준 특별한 선물

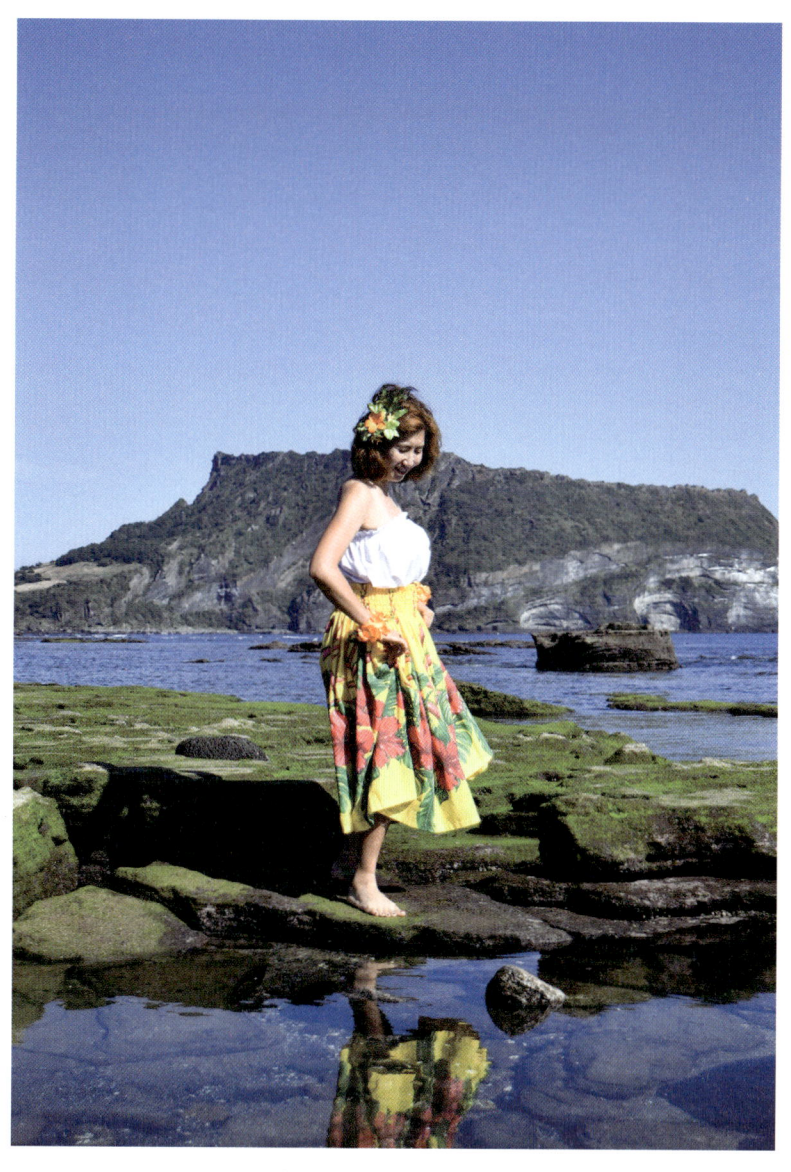

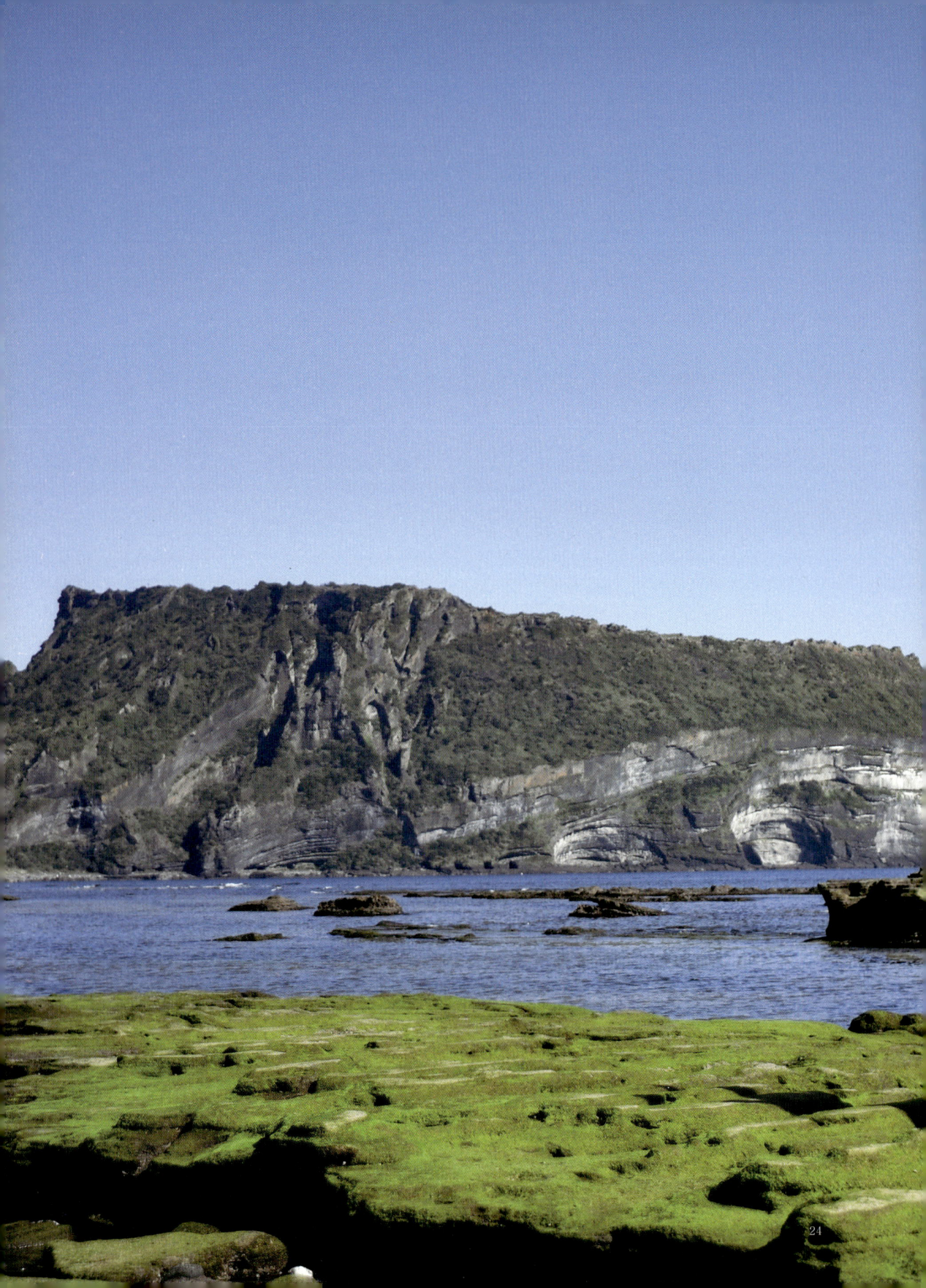

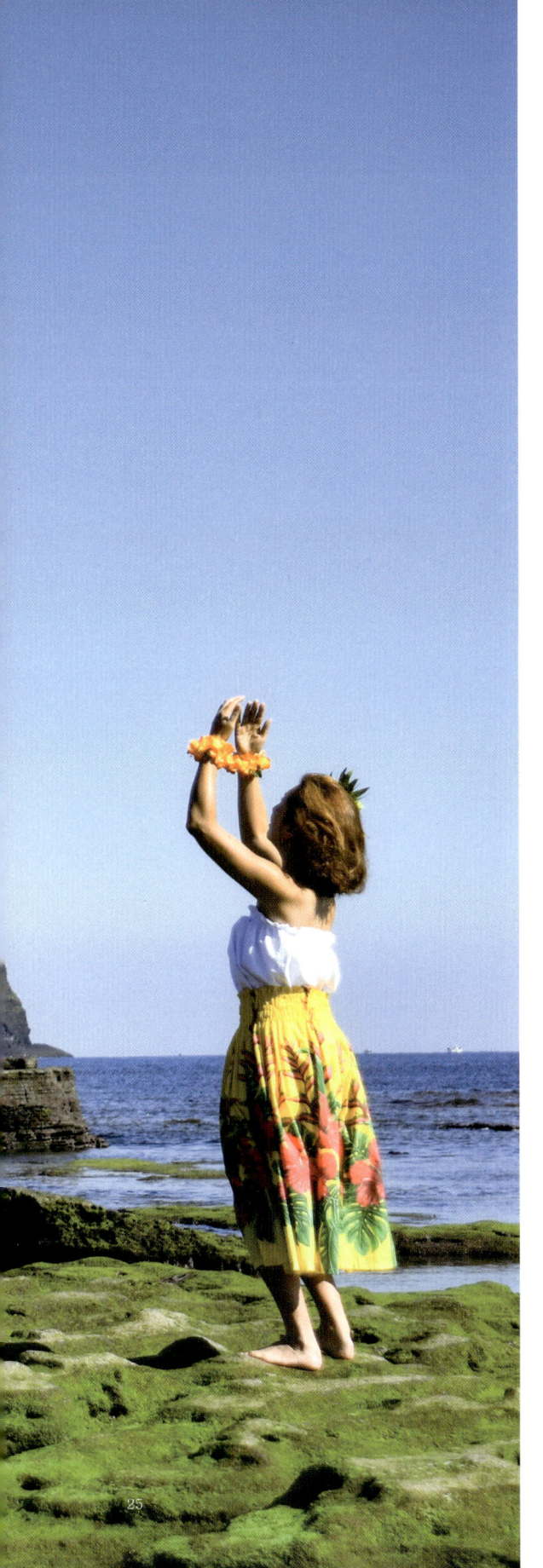

눈부시게 아름다운 나의 하루 고마워요
특별하게 사랑스런 나의 하루 고마워요
흔들리고 외로웠던 날들이여 안녕
툭툭 털고 힘껏 일어나 우린 해낼 수 있어
더 기쁘게 더 행복하게
더 나답게 오늘 하루 룰루랄라~

내가 아닌 우리라서 매일매일 고마워요
힘들었던 순간은 이제 그만
우리 다 같이 활짝 웃어요
혼자라서 두려웠던 날들이여 안녕
따스하게 손을 맞잡고 우리 춤출 수 있어
더 기쁘게 더 행복하게
더 나답게 오늘 하루 룰루랄라~

아미고 아미가 아미나
괜찮다
아미고 아미가 아미나
다 나았다

*룰루랄라합창단 2기의 <안녕, 나의 하루> 노래 中

룰루랄라합창단
암 경험자로 이루어진 합창단이다.
2019년 가을, 단원들과 이 노래에 맞추어 훌라댄스 공연을 했다.

식구

식구 사전적 뜻 : 한집에서 함께 살면서 끼니를 같이하는 사람.

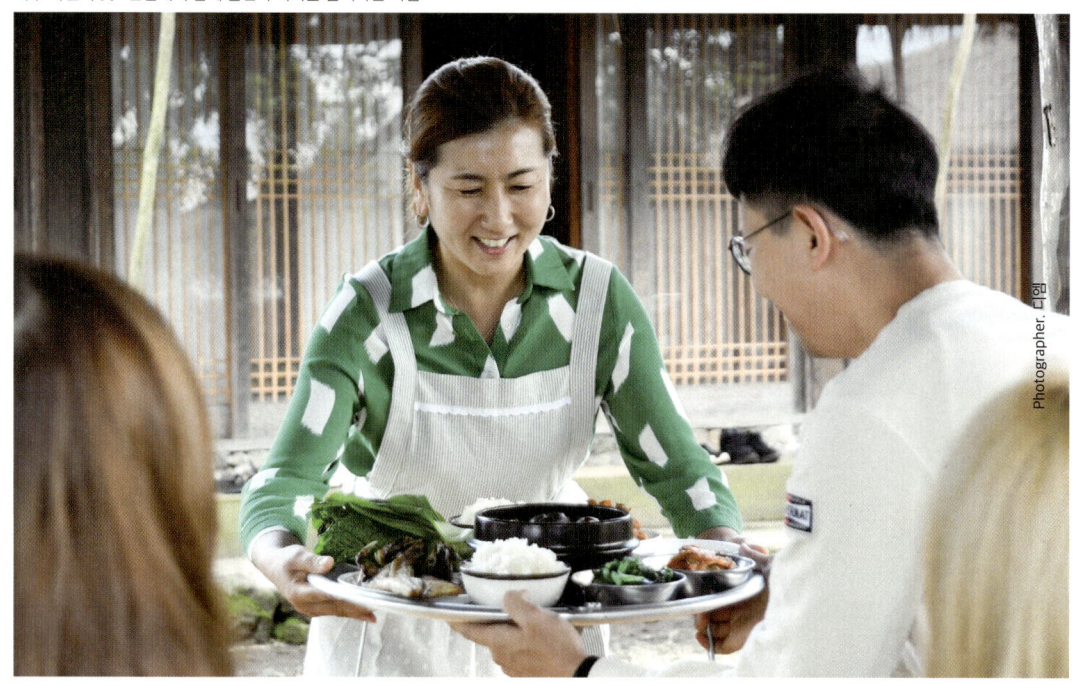

암을 겪고 암을 극복한 사람들

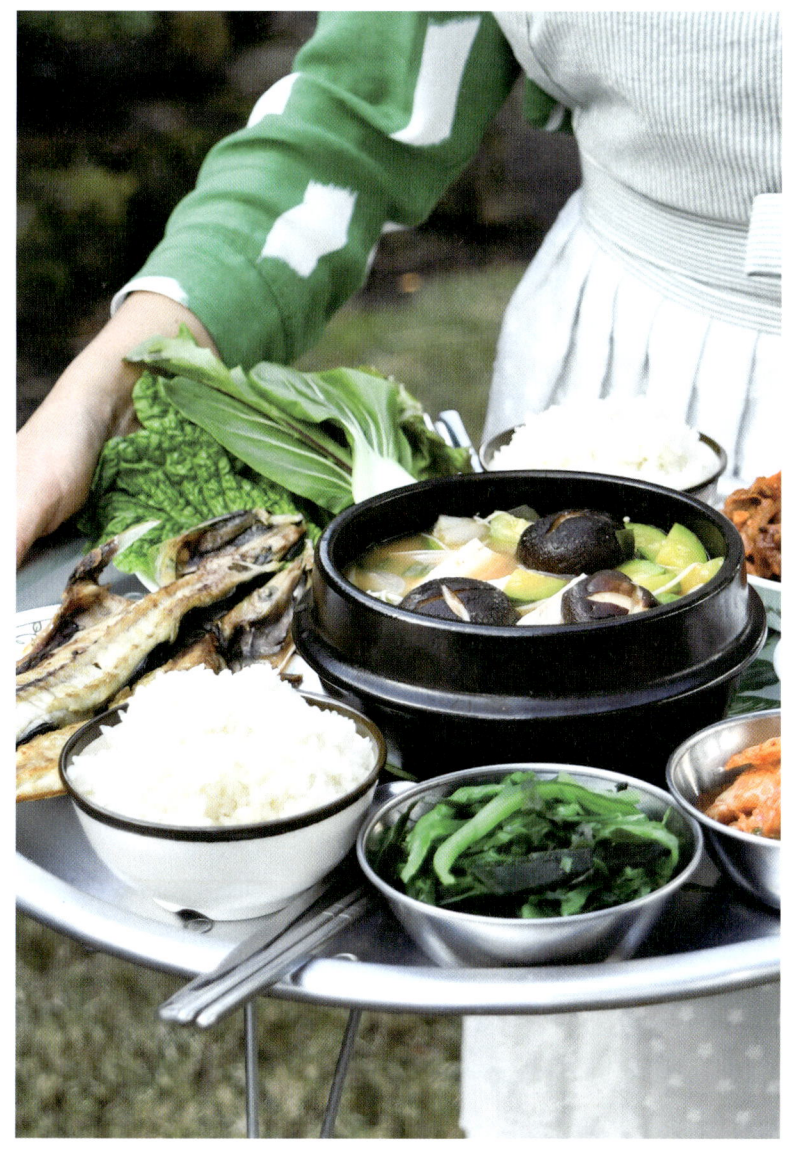

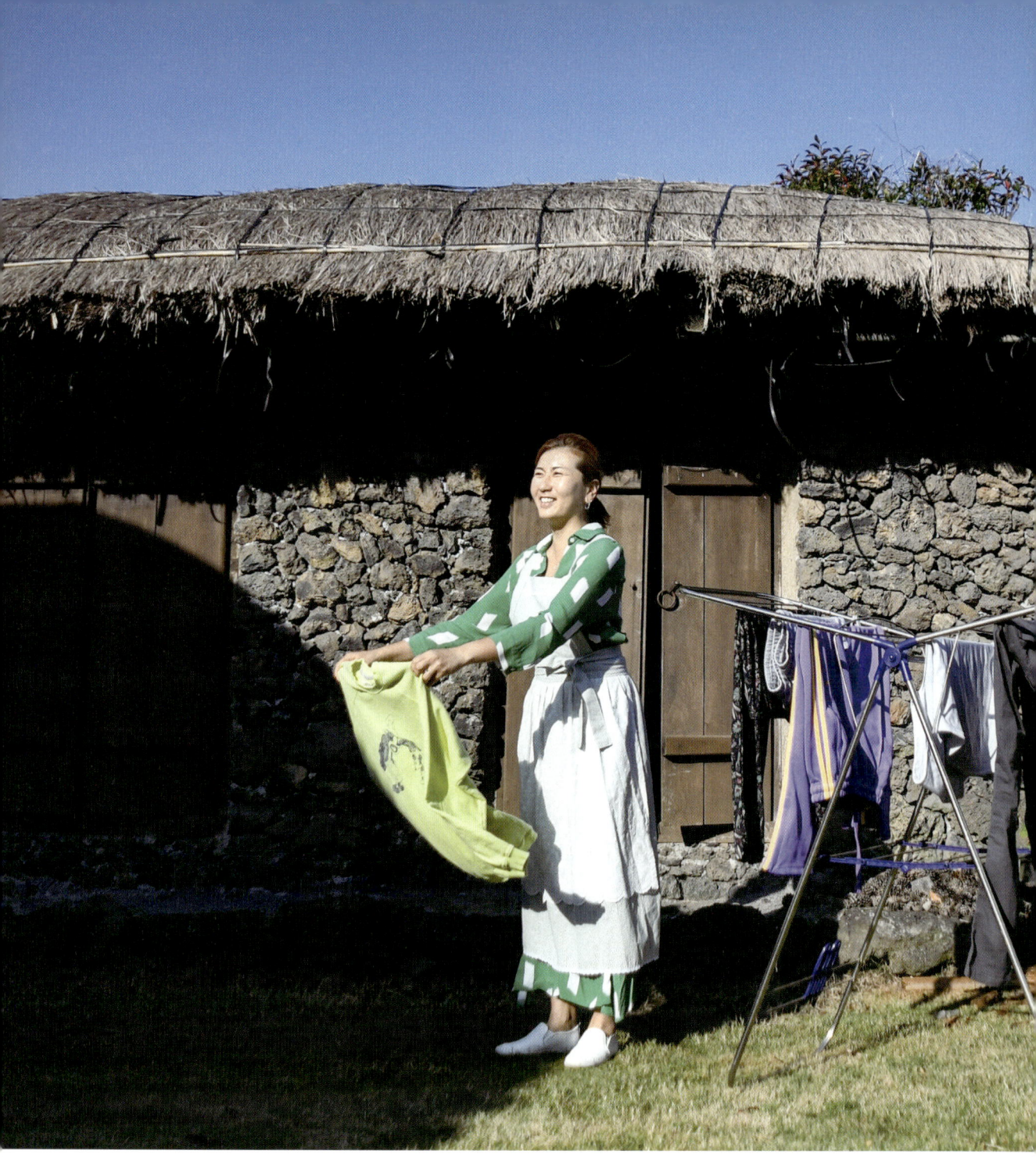

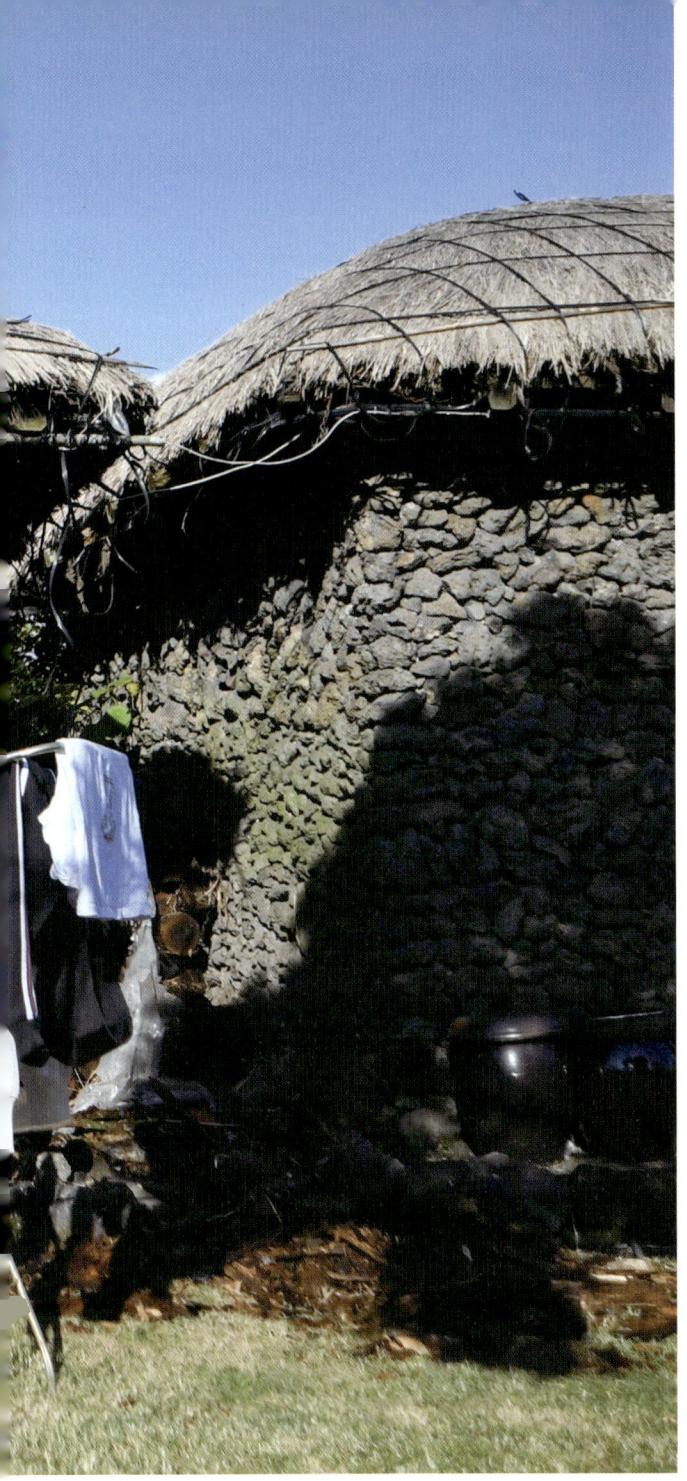

조진희, 유정윤, 이정훈, 정승훈,
우리 넷은 모두 암 경험자이다.
2019년 10월,
암 경험자들이 공감할 책을 만들기 위해
우리는 제주도로 떠나왔다.
우리는 같은 공간에 머물며
같이 먹고, 자고, 이야기하며
생각을 나누고 마음을 모았다.
암 경험자들을 위해 무엇을 하고 싶으며,
무엇을 같이 할 수 있는지,
그리고 무엇이 필요한지…
깊고도 긴 이야기를 나누었다.
그렇게 우리 네 사람은 '식구'가 되었다.

쉬다

쉬다 사전적 뜻 : 피로를 풀려고 몸을 편안히 두다.

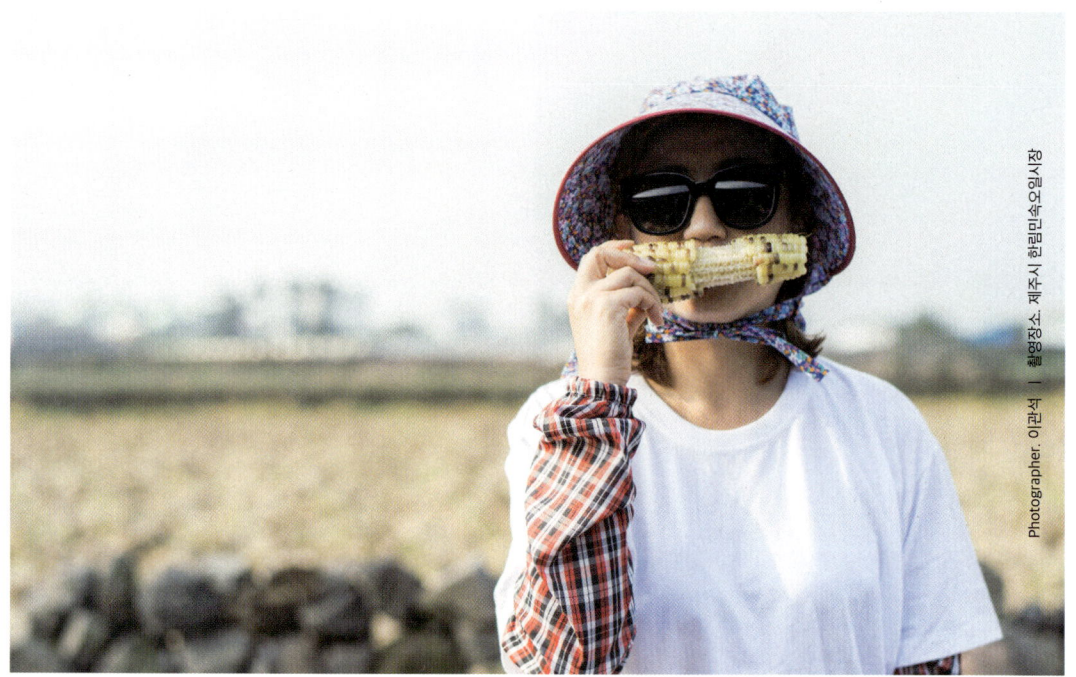

Photographer. 이관석 | 촬영장소. 제주시 한림민속오일시장

내 사전에 없는 단어

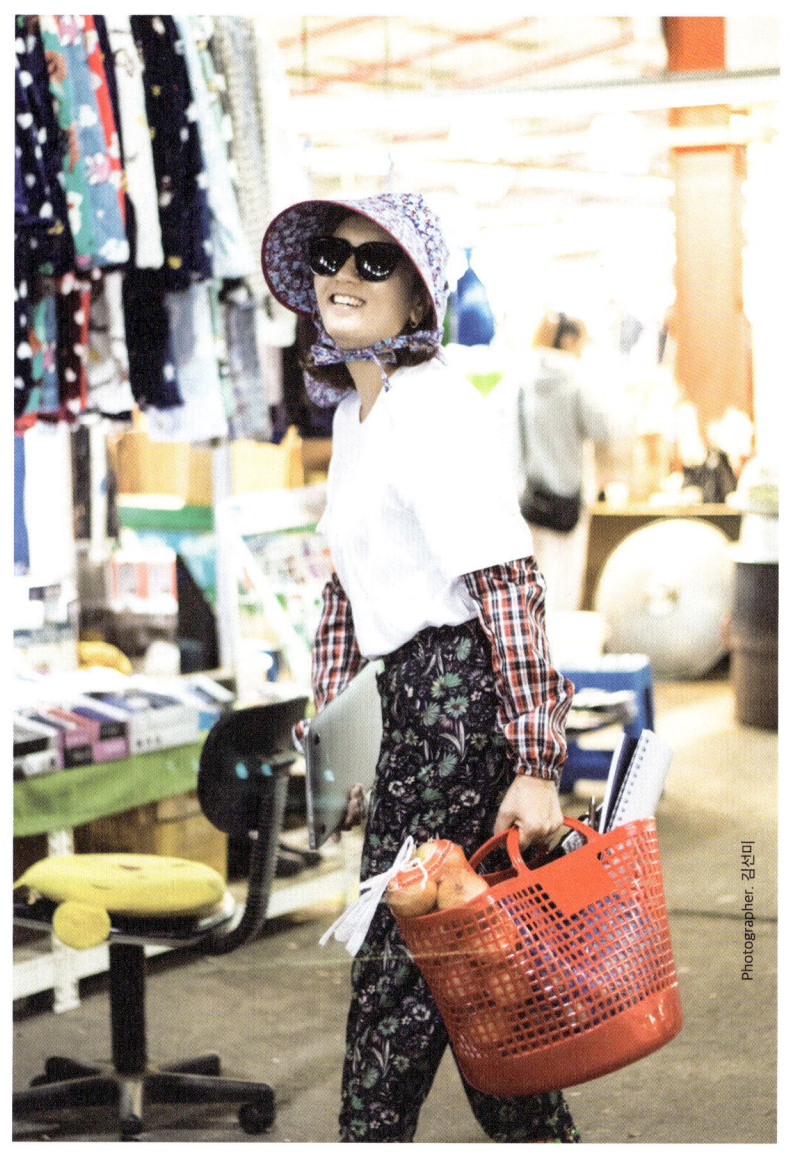

Photographer. 김선미

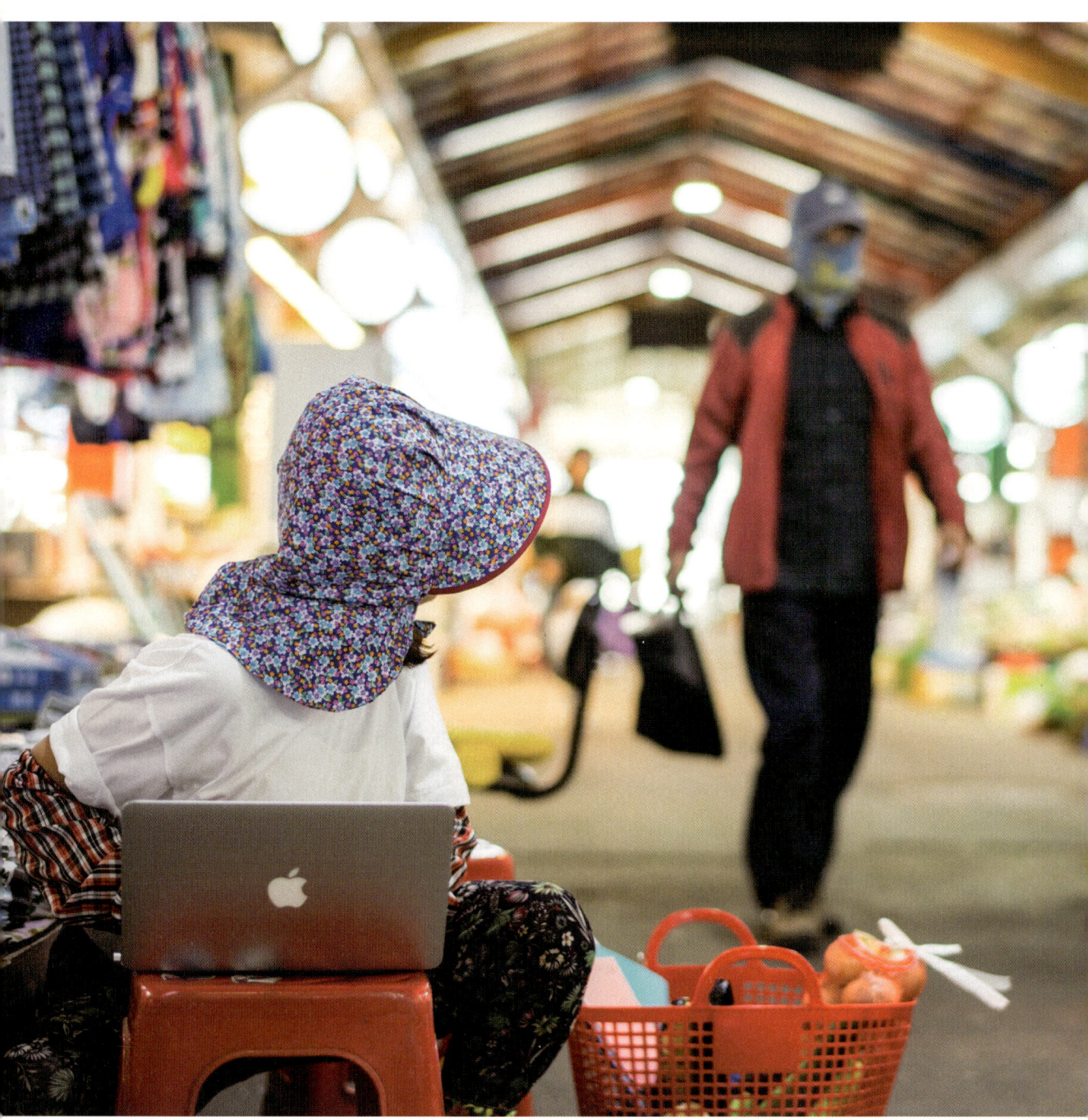

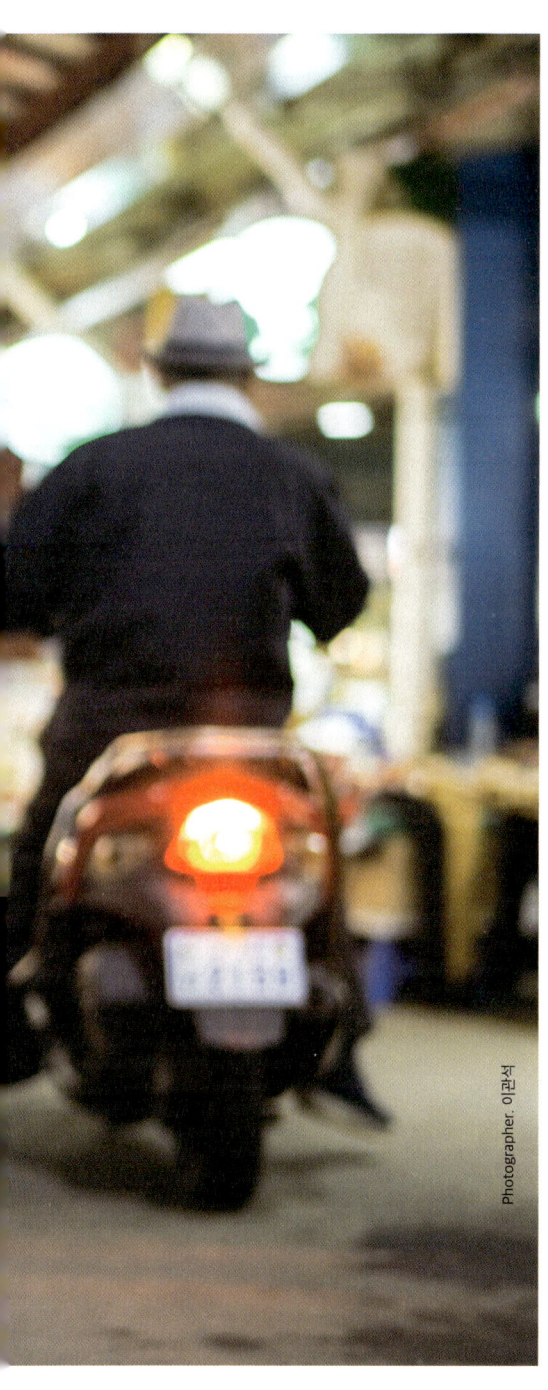

Photographer. 이관석

나는 일을 좋아한다.
시간을 빡빡하게 나눠 사용하며,
동시에 두 세 가지 일을 하는 것도 즐긴다.
쉼 없이 일하고 또 일한다.
무언가 하고 있지 않으면 불안하다.
제주에서는 '쉼' 이란 걸 제대로 해보고 싶었다.
물리적으로 일터와 멀~리 떨어져 있으니,
제주도라면 '쉬다'가 내 인생 사전으로
슬그머니 걸어 들어오지 않을까?
하지만…
오늘 하루만 봐도 전화로 여기저기 일터를 들쑤시고,
노트북을 켜 디자인을 확인하고…
여전히 난 일 중독자다.
"누구 제 사전에 '쉬다' 좀 기재해 주실 분 없나요?!"

암밍아웃

커밍아웃 사전적 뜻 : 남들에게 밝히기 힘든 사실 등을 언론 사회 등에 알리는 행동.

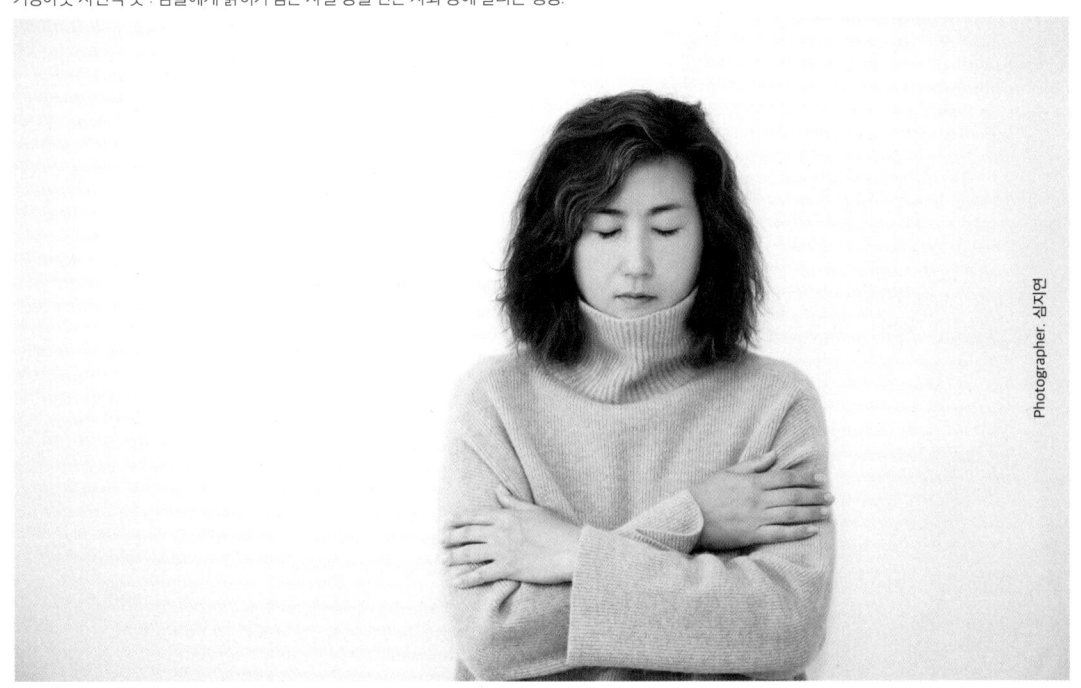

Photographer. 심지연

암에 걸렸다는 걸 타인에게 알리는 행동
일명, 암밍아웃!

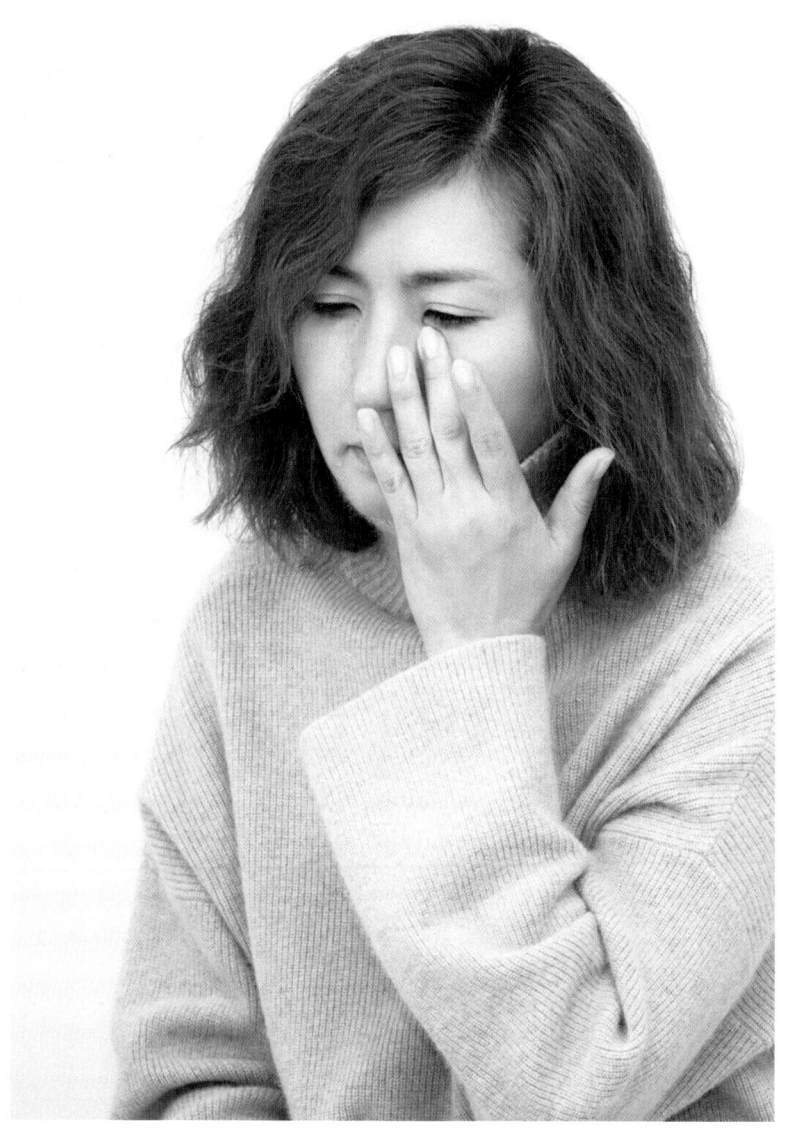

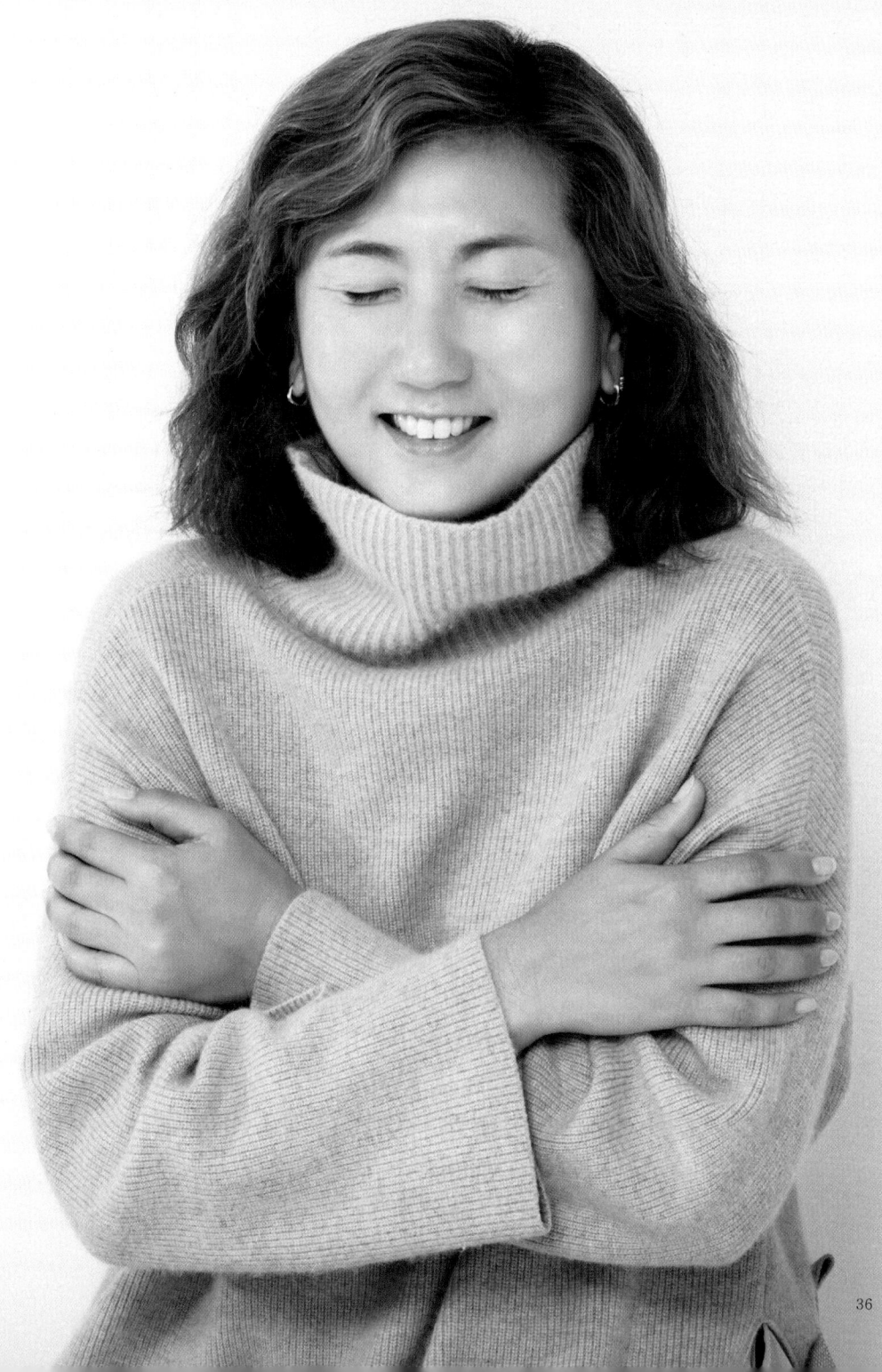

괜찮아~ 그게 뭐라고!

책

책 사전적 뜻 : 종이를 여러 장 묶어 맨 물건.

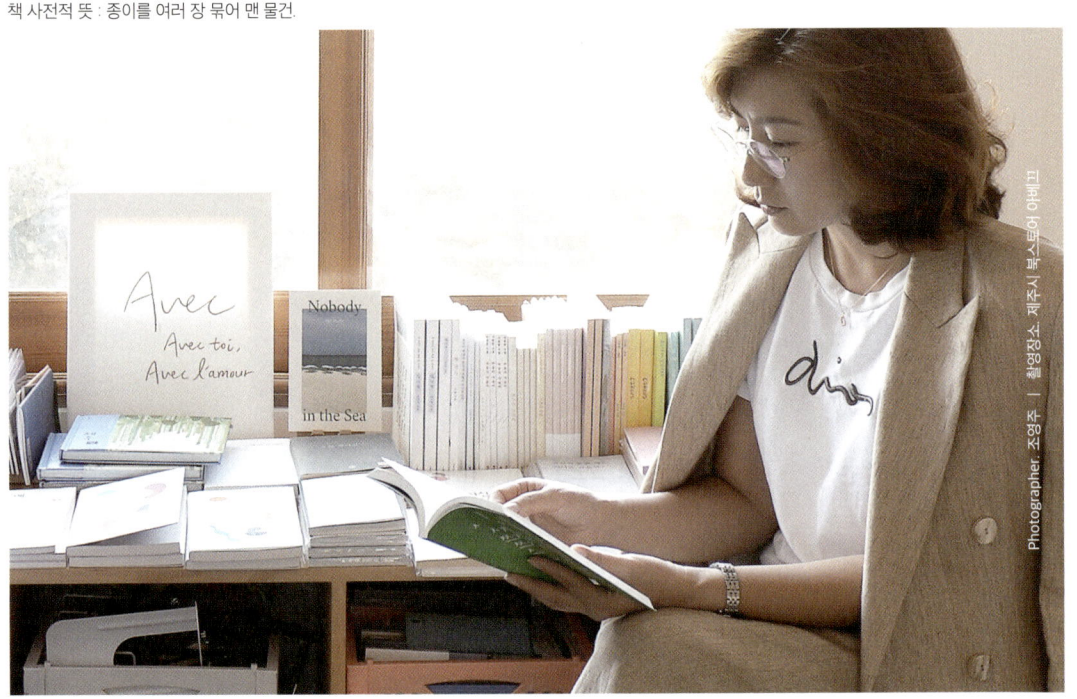

Photographer. 조영주 | 촬영장소 제주시 북스토어 아베끄

아미북스, 그리고 새로운 시작!

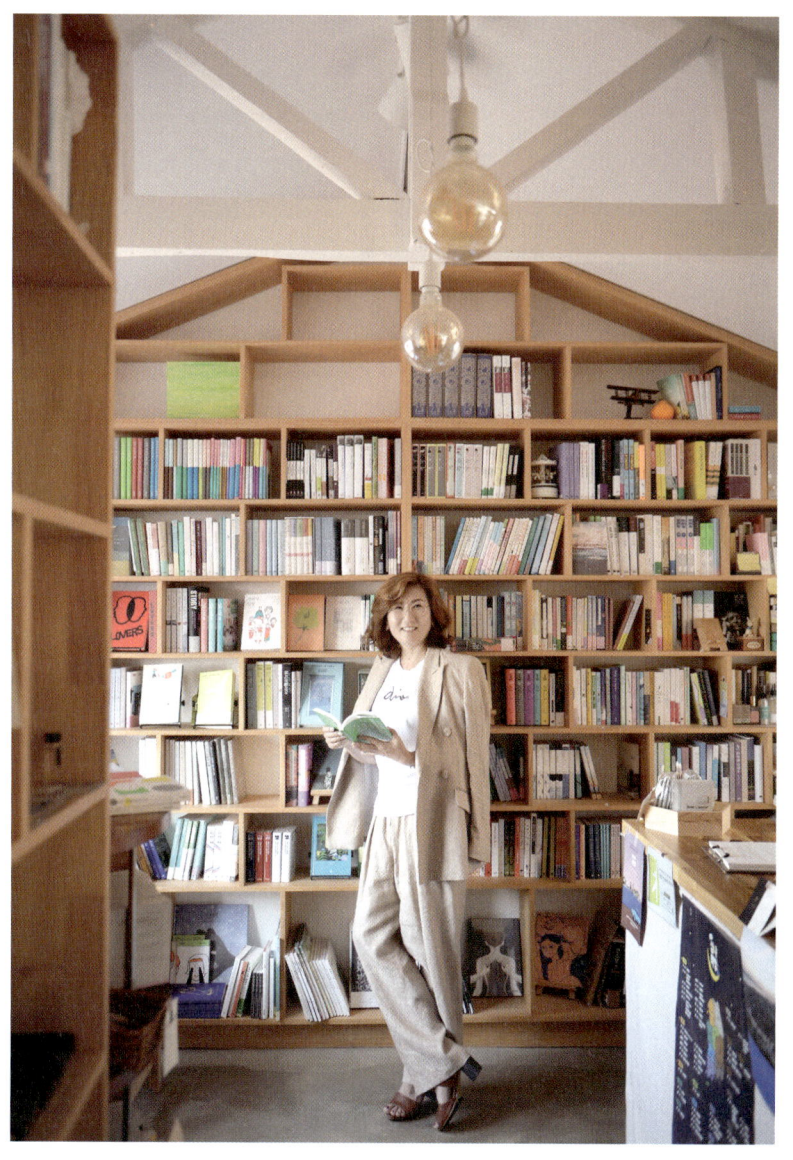

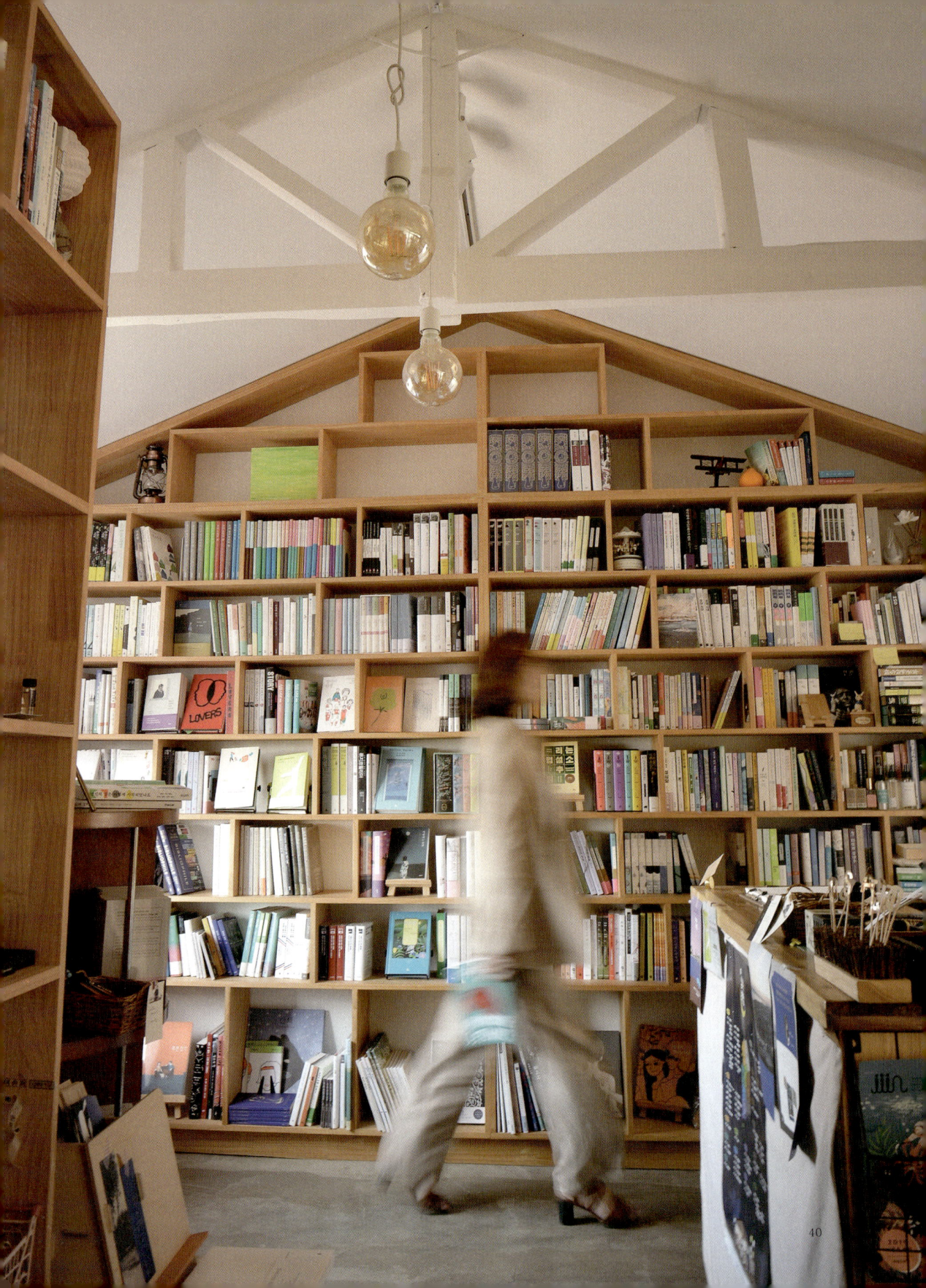

세상에는 많은 출판사와 수많은 책이 있지만
암 경험자들이 즐겁게 읽고 공감할 수 있는 책은 많지 않다.
내가 암을 경험하고 나서야 알게 된 사실이다.
암 경험자들 위해 할 수 있는 일이 무엇일까 고민하다
<아미북스>를 만들었다.
아미북스는 '암과 마음의 관계'를 들여다보는 출판사이다.
암을 경험한 이들을 만나 마음의 소리를 듣는 곳이며
그들이 읽고, 쓰고, 듣고, 만진 글과 사진을 책으로 지어내는 곳이다.
아미들이 세상 밖으로 나와 이야기를 나누고,
나의 경험이 누군가에게 위로와 도움이 되는 기회를 만드는 곳이다.
사람들에게는 누구나 자신만의 '삶의 해장법'이 있듯
암 경험자들에게도 자신만의 다양한 '암 해장법'이 있을 것이다.
마음속 이야기를 풀어내지 못한 암 경험자에게
앞서 해장법을 찾은 분들의 경험과 노하우를 글과 책,
공간으로 공유하고자 한다.

안녕

안녕 사전적 뜻 : 아무 탈 없이 편안함.

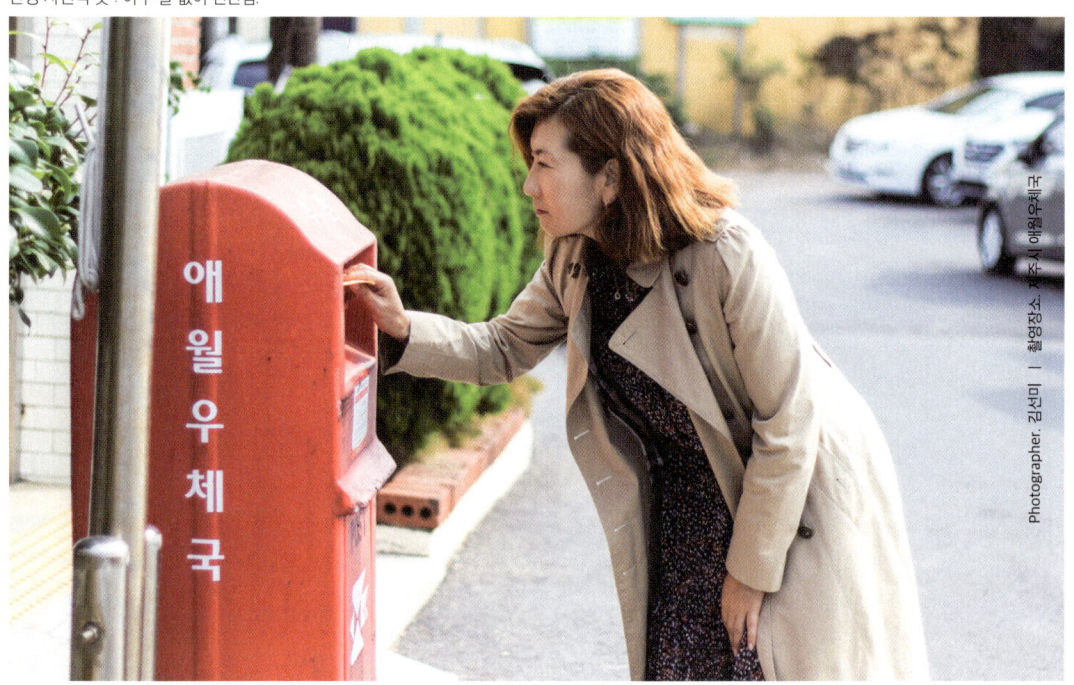

Photographer. 김선미 | 촬영장소. 제주시 애월우체국

마지막 인사

노란 숲속에 두갈래 길 나 있어,
나는 둘 다 가지 못하고
하나의 길만 걷는 것 아쉬워
수풀 속으로 굽어 사라지는 길 하나
멀리멀리 한참 서서 바라보았지.

그러고선 똑같이 아름답지만
풀이 우거지고 인적이 없어
아마도 더 끌렸던 다른 길 택했지.
물론 인적으로 치자면, 지나간 발길들로
두 길은 정말 거의 같게 다져져 있었고,

사람들이 시커멓게 밟지 않은 나뭇잎들이
그날 아침 두 길 모두를 한결같이 덮고 있긴 했지만,
아, 나는 한 길을 또다른 날을 위해 남겨두었네!
하지만 길은 길로 이어지는 걸 알기에
내가 다시 오리라 믿지는 않았지.

지금부터 오래오래 후 어디에선가
나는 한숨지으며 이렇게 말하겠지.
숲속에 두갈래 길 나 있었다고, 그리고 나는
나는 사람들이 덜 지난 길 택하였고
그로 인해 모든 것이 달라졌노라고

로버트 프로스트의 「가지 않은 길」 中

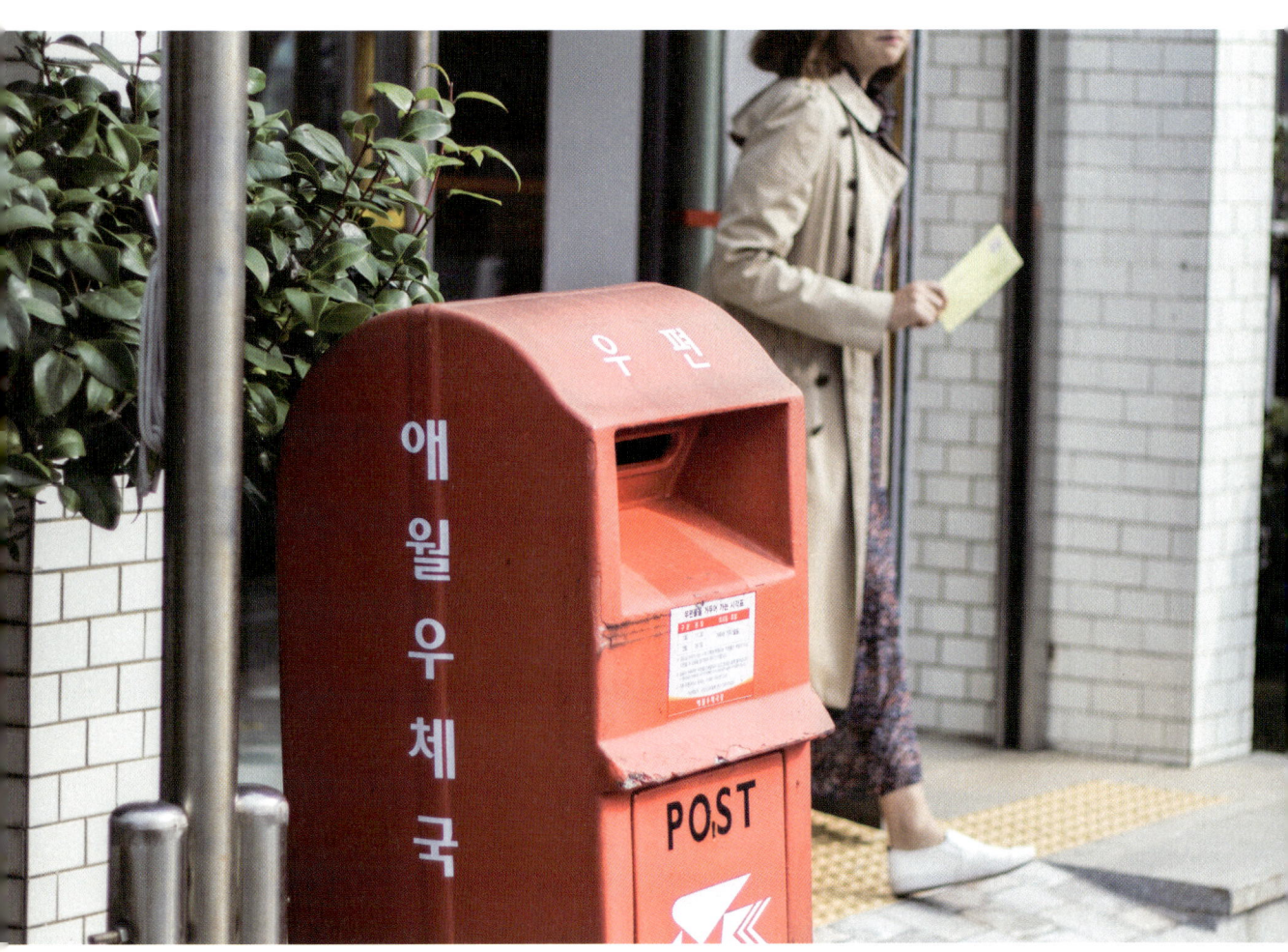

To. 진희

안녕, 나의 진희야
나의 너에게 편지를 쓰며
내가 살아온 길을 돌아보고 있어.
너의 숲속에는 항상 두 갈래의 길이 있었지.
한 길은 햇살이 가득한 아름다운 길이었고
다른 길은 사람의 흔적을 찾을 수 없는
풀이 무성한 길이었지.
넌 아무도 가지 않는 길을 선택했고…
모든 것이 달라졌어.
그래, 진희야 너의 인생은 참 대견했어!
늘 배려의 옷을 챙겨 입었고,
목소리에는 위트가 넘쳤으며
정의를 향한 발걸음으로 분주했지.
너 자신의 행복을 추구하기보다는
남들에게 조금이라도 도움이 되기 위해 살았어.
다만… 넌 잊고 있었던 것 같아.
네가 행복해야 비로소 남도 행복하게 해줄 수 있다는
사실을 말이야. 난 기억하고 있어.
넌 피아노 연주를 들으며 반신욕을 하고
너의 숨소리에 귀 기울이고
젖은 낙엽을 밟으며 산길을 걷는 걸 참 좋아했어…
맞아! 암을 이겨 내고 다시 얻은 삶은 열정으로 가득했지만
한편으로는 네가 좋아하는 것을 온전히 즐기지 못하는
삶이었기에 슬픔의 눈물도 흘려야 했지.
그래도 후회하지는 않아.
풀이 무성했던 그 길은 나의 발걸음으로 인해
햇살이 비치는 아름다운 길이 되었고
그 길 앞에 주저했던 그 누군가는
나를 따라 걸을 테니까.
너를 기억할게. 너의 웃는 모습을, 너의 배려심을,
너의 춤추는 모습을, 너의 냄새를…
너의 모든 것을 기억할게.
안녕…

ⓘ 추억이 방울방울 제주의 오래된 목욕탕

물 좋기로 유명한 제주도에는 오랜 시간을 품은 목욕탕들이 곳곳에 자리하고 있다.
목욕탕이 익숙한 세대에게는 향수와 추억을,
찜질방이 익숙한 젊은 층에는 남다른 정서를 전할 제주의 뜨거운 목욕탕을 소개한다.

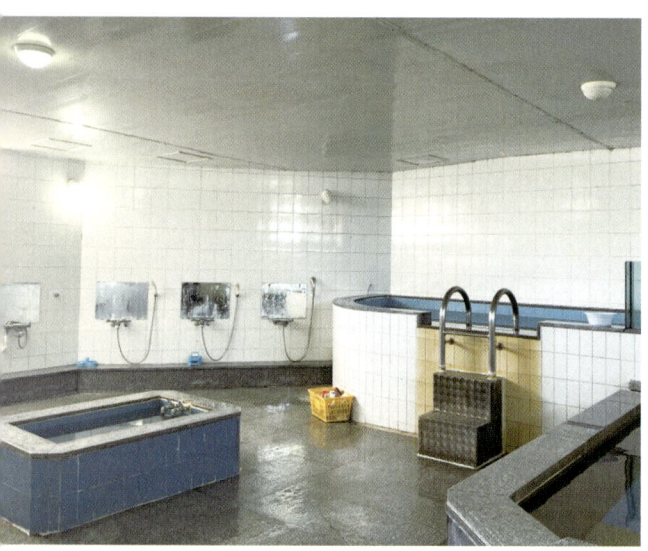

신일탕

제주시의 작은 골목 안쪽에 자리한 40년 역사의 목욕탕. 10명 정도가 최대 정원일 것 같은 말 그대로 아주 작은 동네 목욕탕이다. 촬영을 위해 <아미북스>가 우연히 발길을 둔 이 목욕탕 주인아주머니 또한 아미라는 사실은 안 비밀!

주소 제주시 전농로3길 9 **전화** 064-757-0287
영업시간 05:00~20:00 **휴무** 화요일 **요금** 4,000원

한림공동탕

영락없는 가정집의 모습을 하고 있어 지나치기 십상인 목욕탕. 이웃집 놀러 가는 기분으로 목욕탕 대문을 들어서면 오래된 나무 벤치와 평상이 반기고, 안으로 들어서면 50년이라는 세월이 차곡차곡 쌓인 풍경이 펼쳐진다. 오래됐지만 비눗갑은 반질반질하고, 바닥에 물때도 없다. 그야말로 관리가 잘된 목욕탕. 목욕 후 허기진 배는 바로 옆 한림시장에서 국밥 한 그릇으로 달랠 수 있다.

주소 제주시 한림읍 한림로 685-10 **전화** 064-796-2420
영업시간 05:30~20:00 **휴무** 첫째 주 수요일 **요금** 4,500원

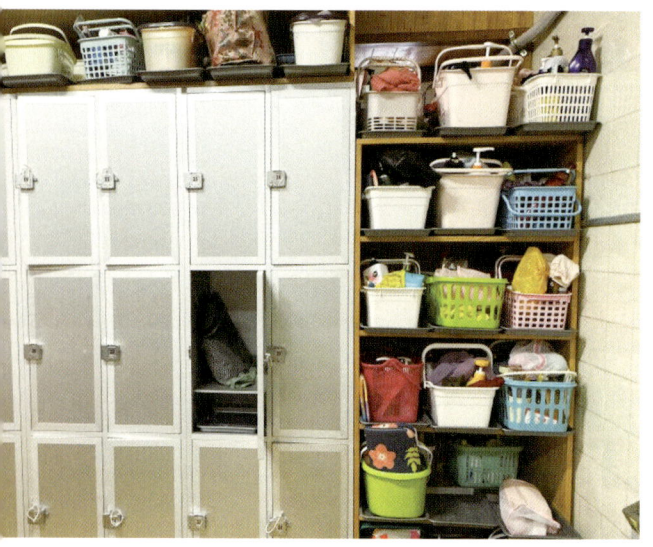

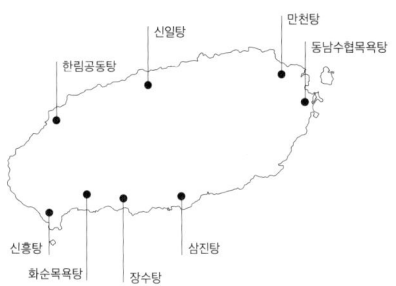

화순목욕탕

멀리서부터 우뚝 솟은 굴뚝이 반갑게 인사하는 목욕탕. 예부터 물이 좋기로 유명하다는 화순리의 목욕탕답게 목욕탕 물은 삼다수 지하수를 사용한다. 유연제를 사용하지 않아도 목욕 후엔 피부가 매끈매끈해진다고. 매표소 안에서는 매일 인상 좋은 목욕탕 사장님과 동네 주민들의 즐거운 수다가 펼쳐진다.

주소 서귀포시 안덕면 화순중앙로 76 **전화** 064-794-8884
영업시간 06:30~20:00 **요금** 4,500원

신흥탕

모슬포항의 나지막한 단층 건물에 자리한 목욕탕. 제대로 된 간판이 없어 창고로 오해하기 쉽다. 말 그대로 시골스러운 목욕탕으로 10평 남짓한 자그마한 목욕탕에는 온탕, 냉탕, 샤워기가 전부다. 낡고 오래됐지만 물이 좋고, 오랜 단골들이 많아 아름아름 찾아오는 이들로 이어지는 곳. 예전엔 목욕탕 앞이 바닷가였다고 한다.

주소 서귀포시 대정읍 신영로 87-1 **전화** 064-794-2071
영업시간 06:30~20:00 **요금** 5,500원

동남수협목욕탕

수협에서 운영하는 목욕탕. 성산 해녀들이 많이 찾는 곳으로, 그녀들의 구수한 입담을 들을 수 있다. 탕 안에는 널찍한 냉탕과 거품이 올라오는 열탕, 미온탕, 사우나, 세신 침대가 있으며, 탈의실에 미니 마사지 숍과 미용실도 딸려 있다.

주소 서귀포시 성산읍 동류암로36번길 5 **전화** 064-782-0511
영업시간 05:00~19:00 **휴무** 매주 수요일 **요금** 5,000원

장수탕

작지만 체계가 있는 여성 전용 목욕탕. 허름하지만 탕 이름처럼 동네 할머니들로 가득한 곳이다. 목욕하다 보면 나이 지긋한 제주 여인들이 구사하는 제주도 방언을 신명나게 들을 수 있다. 단, 뜻은 알 수 없다는 건식 사우나와 냉탕, 정노탕, 고온탕, 유기농 녹차탕이 있으며, 무엇보다 수건의 상태가 아주 좋다.

주소 서귀포시 천제연로185번길 13 **전화** 064-738-1679
영업시간 06:00~20:00 **휴무** 매주 화요일 **요금** 5,000원

삼진탕

비상급수시설로 지정되어, 마셔도 될 정도로 좋은 수질을 자랑하는 목욕탕. 탕 안에서는 사우나에서 나와 삼다수 마시듯 냉수를 받아 마시는 이들을 종종 볼 수 있다. 시설은 아담하나, 수질과 여탕 세신사의 실력으로 사람들의 발길이 끊이지 않는 곳. 무엇보다 처음 만난 목욕탕 주인장의 친절함이 다시금 이곳을 찾아오고 싶게 하는 곳이다.

주소 서귀포시 중정로 114 **전화** 064-762-2355
영업시간 04:00~22:00 **휴무** 매주 수요일 **요금** 5,000원

만천탕

구좌읍 세화리의 오래된 목욕탕. 허름한 외관이 인상적으로, 이발소도 딸려 있어 빨강·파랑·흰색의 삼색등도 볼 수 있다. 어린이 풀장에 버금가는 크기의 냉탕이 특징이며, 세신사가 없는 남탕에는 등을 밀어주는 기계가 놓여 있다. 여탕 세신사 이모는 오후 4시 반이면 영업 종료를 알린다.

주소 제주시 구좌읍 구좌로 26-8 **전화** 064-783-2204
영업시간 04:30~19:00(입장은 5시 반까지) **휴무** 화요일
요금 5,000원

ⓘ 제주도 오일장

제주도의 시장은 비단 물건만을 사고파는 공간이 아니다.
사람들과 정을 나누는 장터 사람들이 있고, 그들이 풀어내는 이야기가 피어나는 곳이다.
시시각각 변화하는 제주의 계절과 색을 만날 수 있고, 제주 만의 맛을 경험할 수 있으며,
흥정을 통해 소통하며 즐거움을 만끽할 수 있는 곳이다. 제주 곳곳의 오일장을 소개한다.

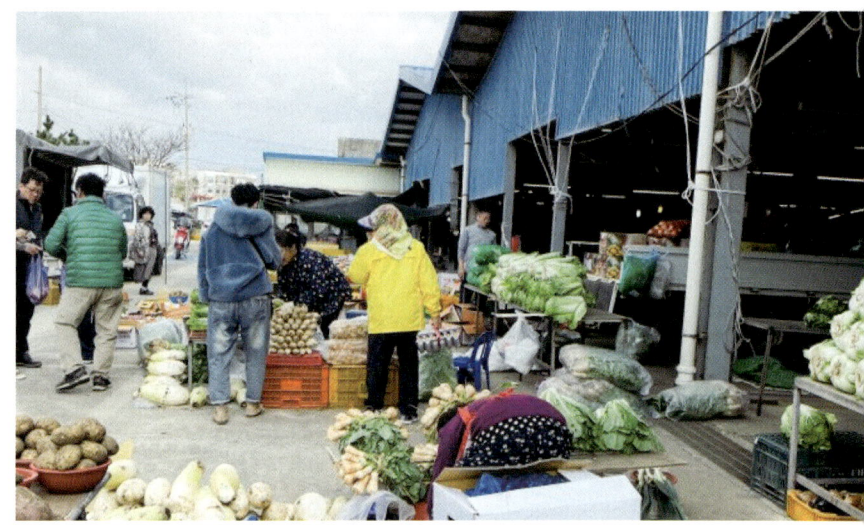

1. 6일
대정오일시장

6·25전쟁 때 들어선 시장으로 서귀포시 서부 지역 최대 규모를 자랑한다. 농·수·축산물과 가공품, 의류와 신발 등 품목이 비교적 다양하다. 특히 마을 중심가와 모슬포항이 인접해 있어 어선의 선원들이 필요한 물품들이 잘 갖춰져 있다.

2. 7일
제주시민속오일시장

제주도에서 가장 오랜 전통을 지닌 재래시장이자, 전통시장 중 가장 큰 규모를 자랑한다. 1000여 개의 점포가 들어서 있는데, 채소, 청과류 등의 농산물을 비롯해 어패류, 먹을거리 등등 없는 거 빼고 다 있다. 특히 만 65세 이상 할머니를 위해 마련된 '할망장터'에서는 제주 어르신들의 인심을 톡톡히 누릴 수 있다.

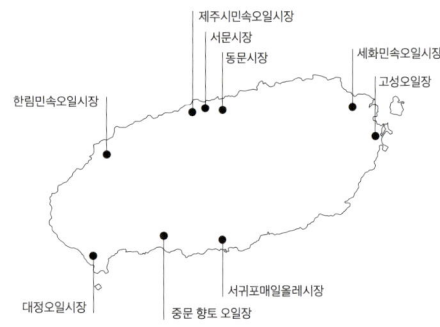

48

3. 8일

중문향토오일장
중문관광단지, 천제연폭포 등 서귀포의 유명관광지 속에 자리해, 화려함 속 소박한 제주를 만날 수 있는 곳이다. 규모는 15분이며 다 둘러볼 수 있을 정도로 아주 작지만 시장 상인들의 인심은 가장 좋기로 소문이 났다.

4. 9일

고성오일장
성산일출봉 가까이에 있다. 규모는 작지만 시장 안쪽에 공연장을 마련해 전통문화 공연 등 다양한 볼거리를 제공하고 있다. 주요 품목은 다양한 과일과 생선, 오메기떡이나 빙떡 등 제주 특산품들이다.

한림민속오일시장
바닷가 마을의 분위기를 고스란히 품은 시장이다. 협재해수욕장 인근에 자리해 '조끄뜨레 전통시장'이라고도 불린다. 조끄뜨레는 제주도 방언으로 '곁에, 가까이'란 뜻. 과일상, 야채상, 농기구상, 어구상, 약초상, 종자상, 의류상, 잡화상 등의 점포가 운영되고 있다.

5. 10일

세화민속오일시장
아름다운 해안도로와 정겨운 시골 장터의 모습을 볼 수 있는 곳이다. 바닷가 인근에 있어 특히 자리돔, 옥돔, 우럭, 조기, 갈치 등의 해산물이 풍부하다. 그러나 귤 종류를 포함해 각종 과일은 물론 생활에 필요한 물건은 무엇이든 거의 다 구할 수 있다.

상설시장

동문시장
제주도에서 제일 크고 유명한 상설시장이다. 밤에는 먹을거리 가득한 야시장이 열려 늦은 밤, 먹방 여행을 하기에 좋다. 제주도 시장 중 공항과 가장 가까워 제주를 떠나기 전 선물을 사야한다면 이곳으로 가자.

서귀포매일올레시장
서귀포시를 대표하는 시장으로 올레길 6코스에 포함되어 있다. 올레길을 걷다 출출하다면 이곳에서 쉬어가자. 문화관광형 시장으로 다양한 문화 행사와 축제도 열린다.

서문시장
정육식당으로 소문난 시장이다. 질 좋은 고기를 저렴하게 많이 먹을 수 있어 육식 마니아들에게 사랑받는 곳. 통닭, 순대 등 든든한 간식거리도 풍성하다.

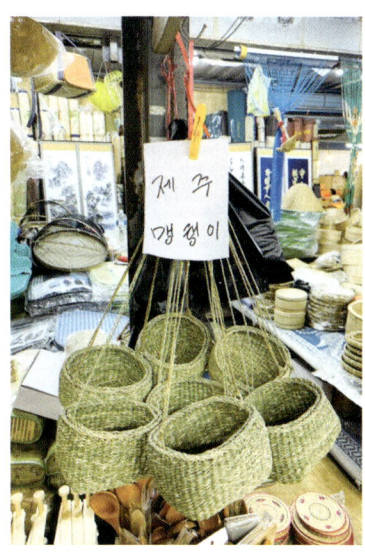

🛈 제주의 작은 책방들

따뜻한 섬, 제주 곳곳엔 소박한 온기를 품은 동네 책방들이 보석처럼 자리한다. 책의 따뜻함을 마음껏 느껴볼 수 있는 제주의 작은 책방들을 소개한다.

만춘서점

'늦은 봄'을 뜻하는 서점 이름처럼 아담한 삼각형 구조의 공간에 따뜻한 온기를 품고 있는 곳. 빼곡히 꽂혀있는 책들 사이, 책 서평을 읽는 재미가 쏠쏠하다. 한쪽 편에는 만춘서점의 굿즈 상품도 함께 판매한다. 함덕 바다가 코앞이다.

주소 제주시 조천읍 함덕로 9 **전화** 064-784-6137
영업시간 11:00~18:00 **휴무** 없음

바라나시책골목

마치 인도에 온 듯한 착각을 불러일으키는 곳. 시각, 후각, 미각, 청각으로 다가서는 공간이다. 인도, 연금술, 종교, 철학, 여행 등 다양한 분야의 책들이 갖춰져 있으며, 저렴한 가격의 중고서적을 구매할 수도 있다.

주소 제주시 동한두기길 35-2 **전화** 010-7599-9720
영업시간 10:30~20:00 **휴무** 주말

책방 소리소문

절대 서점이 없을 것 같은 중산간에 말 그대로 '소리소문' 없이 들어선 서점. 70년 된 전통 돌집을 개조한 이곳은 들어서는 순간 기분이 좋아진다. 책을 사랑하는 주인장 부부가 바지런하게 가꿔 놓은 책의 공간들 때문. 테마 별로 공간을 나누어 책을 전시했으며, 책을 필사하는 '작가의 방', 키워드만 보고 책을 고르는 '블라인드북' 등 소소한 아이디어들이 재미나다.

주소 제주시 한림읍 중산간서로 4062 **전화** 010-8298-9884
영업시간 11:00~18:00 **휴무** 수요일

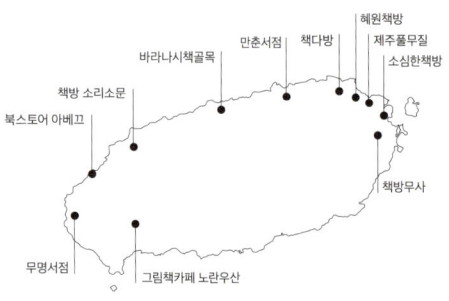

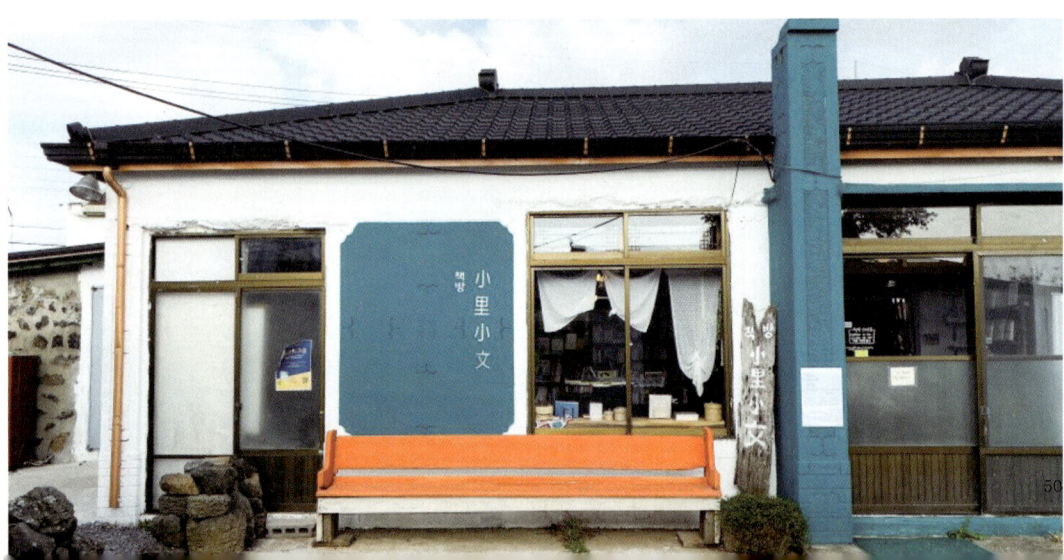

제주풀무질

서울 성균관대학교 앞을 오랫동안 지키던 인문학 서점의 주인장이 제주도로 이주하며 새로 꾸민 책방. 도내 목수가 지은 갈색 건물이 주변의 돌집들과 조화로운 풍경을 만들어낸다. 햇빛이 잘 드는 아늑한 공간에서는 주인장이 추천하는 인문학책 100권 리스트를 만날 수 있다.

주소 제주시 구좌읍 세화11길 8 **전화** 064-782-6917
영업시간 11:00~18:00 **휴무** 수요일

책다방

복고풍 분위기 물씬 풍기는 서점. 책다방 티켓(7,000원, 1인 1음료)을 사면, 비치된 책을 마음껏 볼 수 있다. 공간엔 양은밥상과 방석이 자리마다 놓여 있어 휴식을 취하거나 책을 읽기에 더없이 좋다. 주말엔 고양이가 두 마리가 함께 한다니, 고양이를 좋아하는 사람이라면 강력 추천한다.

주소 제주시 구좌읍 월정1길 70-1 **전화** 010-5593-7968
영업시간 11:00~19:00 **휴무** 월요일

책방무사

가수 요조가 운영하는 책방. '아름상회'라 적힌 기존의 간판을 그대로 둔 게 인상적이며, 내부 또한 아날로그 한 소품들로 가득하다. 갖춰진 책들은 대부분 독립출판물. 책방 한쪽에서는 옛날식 수동 카메라도 판매하고 있다.

주소 서귀포시 성산읍 수시로10번길 3
영업시간 12:00~18:00 **휴무** 수·목요일

소심한책방

책을 보며 차를 마실 수 있는 아기자기한 공간. 주인장의 친절함이 가장 매력적으로, 주변 서점들과 함께 친환경 봉투를 제작해 사용하고 있다. 엽서, 스티커, 북퍼퓸도 살 수 있다.

주소 제주시 구좌읍 종달동길 29-6 **전화** 070-8147-0848
영업시간 10:00~8:00 **휴무** 없음

혜원책방

바다가 보이는 무인 책방이다. 고풍스러운 멋을 품은 공간엔 고전과 인문학책들이 가득하다. 주인장은 서점과 더불어 바로 옆 식당인 '지안재'와 위스키 바인 '스틸 빈티지 바'를 운영 중이다. 책 구매를 원한다면 옆 식당으로 가면 된다.

주소 제주시 구좌읍 해맞이해안로 1240-1
영업시간 12:00~20:00 **휴무** 화요일

북스토어 아베끄

아름다운 바닷가 마을, 금릉의 작은 골목에 자리한 서점. '사랑'과 '힐링'을 주제로 한 서적들을 판매한다. 책방은 제주 전통 주거 양식인 안 거리와 밖 거리로 나뉘어 있으며, 책방인 밖 거리에서는 하룻밤을 묵을 수 있는 '북스테이'를 운영한다. 북스테이 이용자는 밤새 서가를 온전히 독차지할 수 있다.

주소 제주시 한림읍 금능9길 1-1 밖거리 **전화** 010-3299-1609
영업시간 겨울철 12:00~18:00, 여름철 13:00~19:00 **휴무** 목요일

그림책카페 노란우산

그림책을 통해 힐링할 수 있는 공간을 꿈꾸는 부부가 만든 책방. 나무의 형상을 따라 제작한 서가에는 국내 그림책 작가를 다수 배출한 보림출판사 책을 중심으로 예술성과 작품성을 갖춘 국내·외 그림책들이 다채롭게 채워져 있다.

주소 서귀포시 안덕면 녹차분재로 32 **전화** 064-794-7271
영업시간 09:00~19:00 **휴무** 일요일

무명서점

새 책이었던 헌책과 헌책이 될 새 책이 공존하는 책방으로, 제주의 옛 시간을 품은 한경면 고산리에 2017년 10월 말 문을 열었다. 서점의 이름처럼 '이름 모를 책들의 여행'이라는 모토 아래 모든 책을 시, 사랑, 정치, 자연 4가지 주제로 재배열해 놓았다.

주소 제주시 한경면 고산로 26 유명제과 2층
전화 010-6390-3136 **영업시간** 11:00~19:00 **휴무** 월·화요일

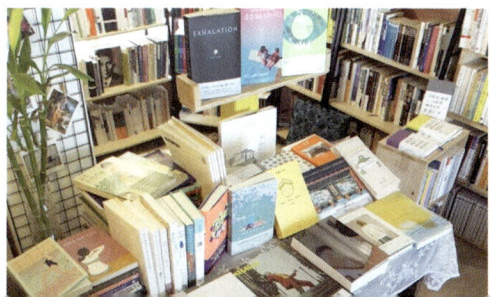

동행하는 아미
정승훈

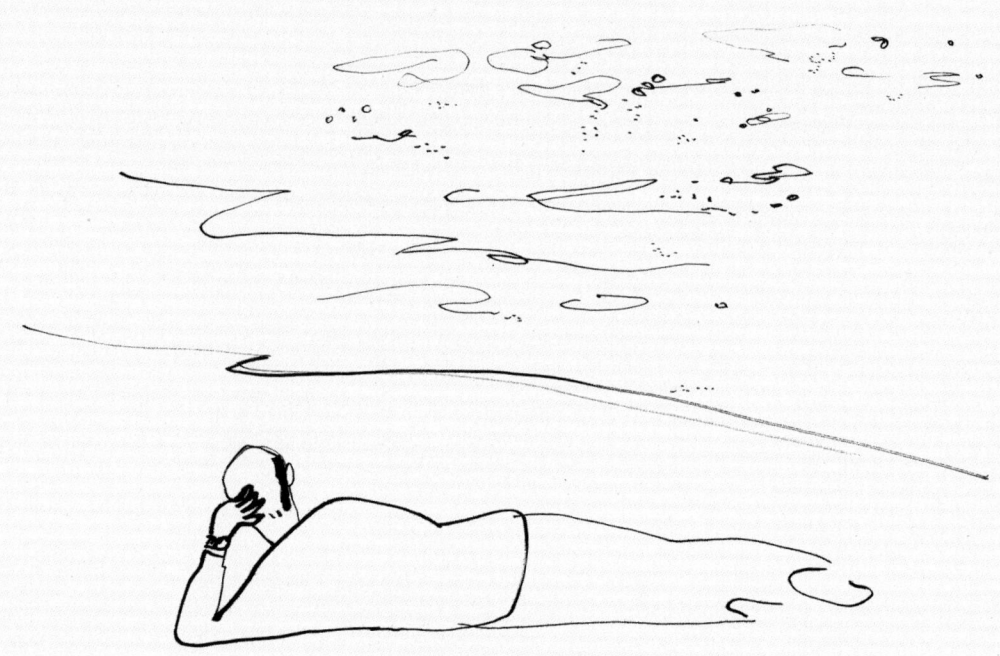

Illustrator. 차차

그의 과거

- 진단명 : 버킷림프종 3기
- 치료 종결 : 2012년 11월
- 치료 과정 : 6차 항암 화학요법
  자가조혈모세포 이식

그의 현재

암 경험자의 사회 복귀와
건강한 투병 환경을
조성 하겠다는 목표로
<윤슬케어>를 창업함.
창업 후 암 환자를 돕고 싶어 하는
따뜻한 마음을
가진 사람들을 만나고 있음.
'암 경험자가 행복할 수 있는
투병 환경'이 머지않은 미래에
올 것이라 기대 중.

그의 미래

서비스로 사회 문제를 해결하는
멋진 사회적 기업가로 성장하기
위해 성장통을 겪는 중.
훗날 투병 중에도 안정감을 느낄
수 있는, 우리가 모두 꿈꾸던
투병 환경을 보며 뿌듯해할 예정.

윤슬

윤슬 사전적 뜻 : 햇빛이나 달빛에 비치어 반짝이는 잔물결.

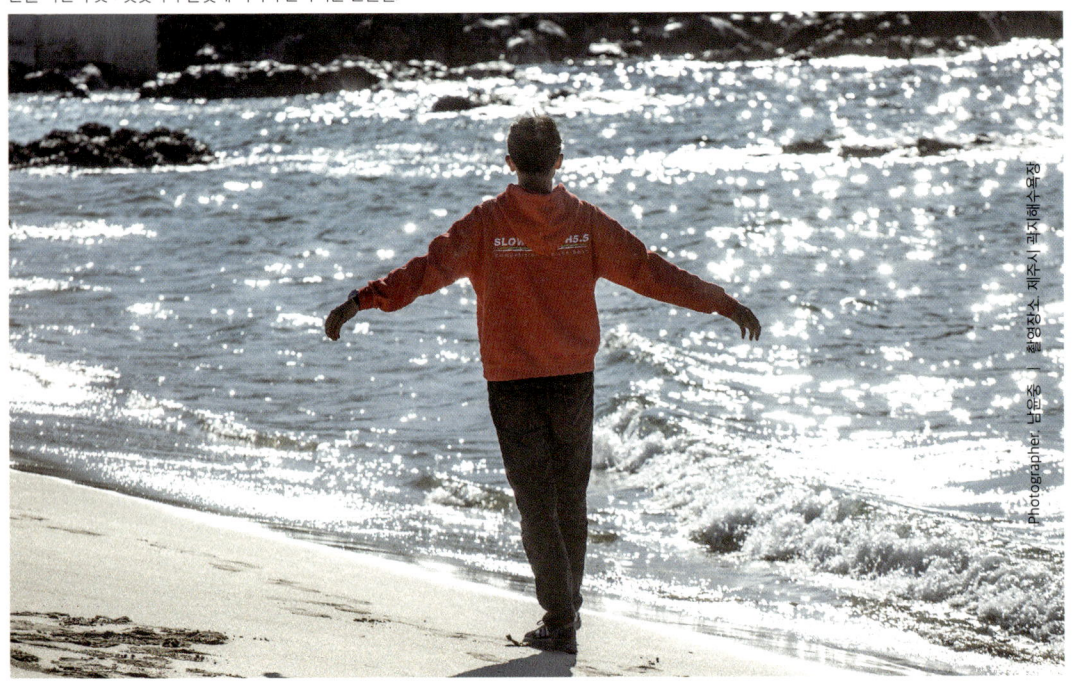

Photographer. 남편증 | 촬영장소. 제주시 과지해수욕장

혼자가 아닌 여럿이 모여 만드는 이상

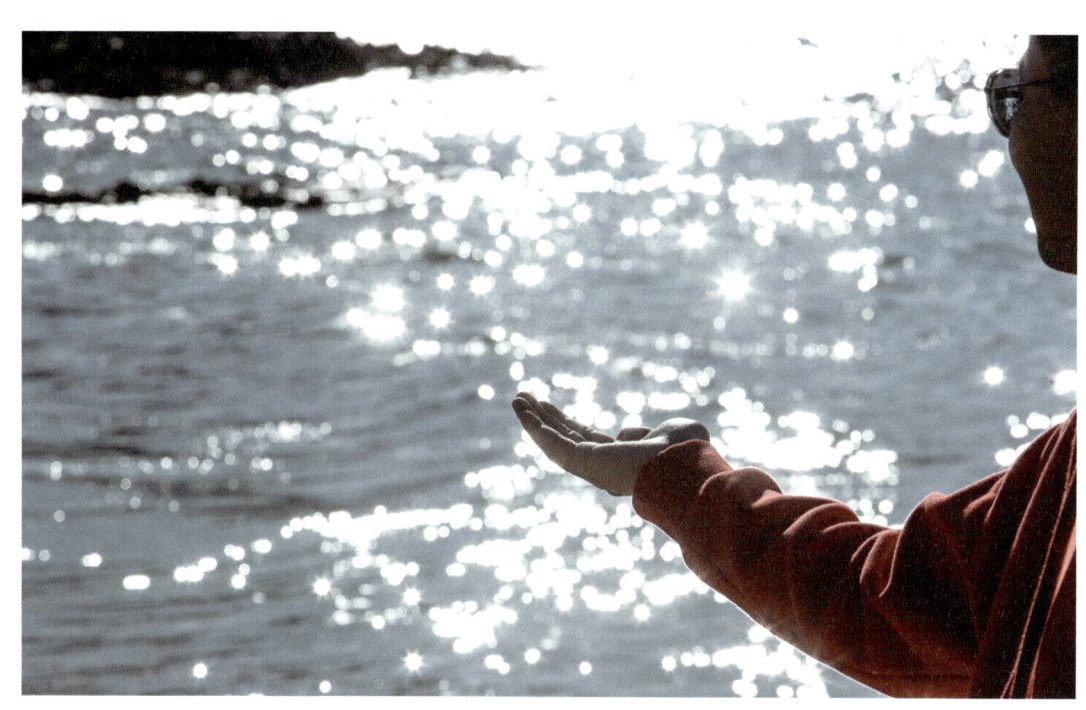

거울에 비친 햇살은 눈부심에 그친다.
하지만 그 눈부심이 모여 만들어진 '윤슬'은 아름답고 행복한 감정을 전한다.
나에게 '윤슬'은 아름다움을 넘어 *<윤슬케어>를 의미한다.
작은 반짝임이 모여 아름다운 윤슬을 만들 듯,
암 환자를 위한 마음과 서비스를 모아,
아름다운 투병 환경을 만들고자 <윤슬케어>를 시작했다.
<윤슬케어>는 많은 암 환자들에게 미래이자 희망이다.
아직은 시작단계이지만 아미들이 함께 걸어갈 윤슬케어의 발걸음은
우리가 사는 세상을 조금은 더 반짝이게 변화시킬 것이다.

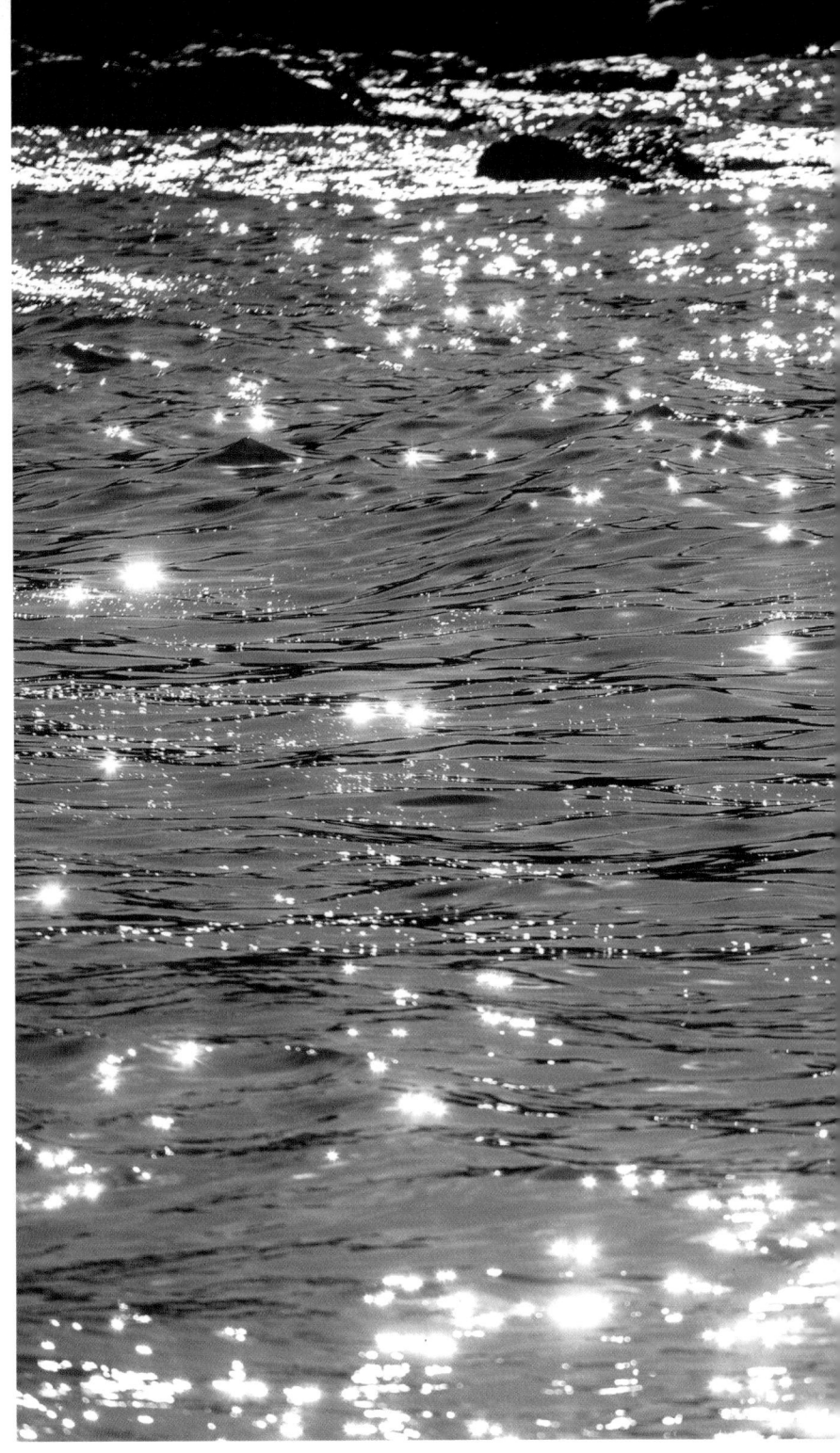

윤슬케어
주식회사 '윤슬케어'는 암 경험자의 사회 복귀와 건강한 투병 환경을 조성하는 '(예비)사회적기업'이다.
현재 '암 환자 동행 서비스'를 통해 암 생존자의 일자리를 창출하고 있으며,
투병 중인 환자에게는 경험자의 위로와 공감의 격려를 전하고 있다.

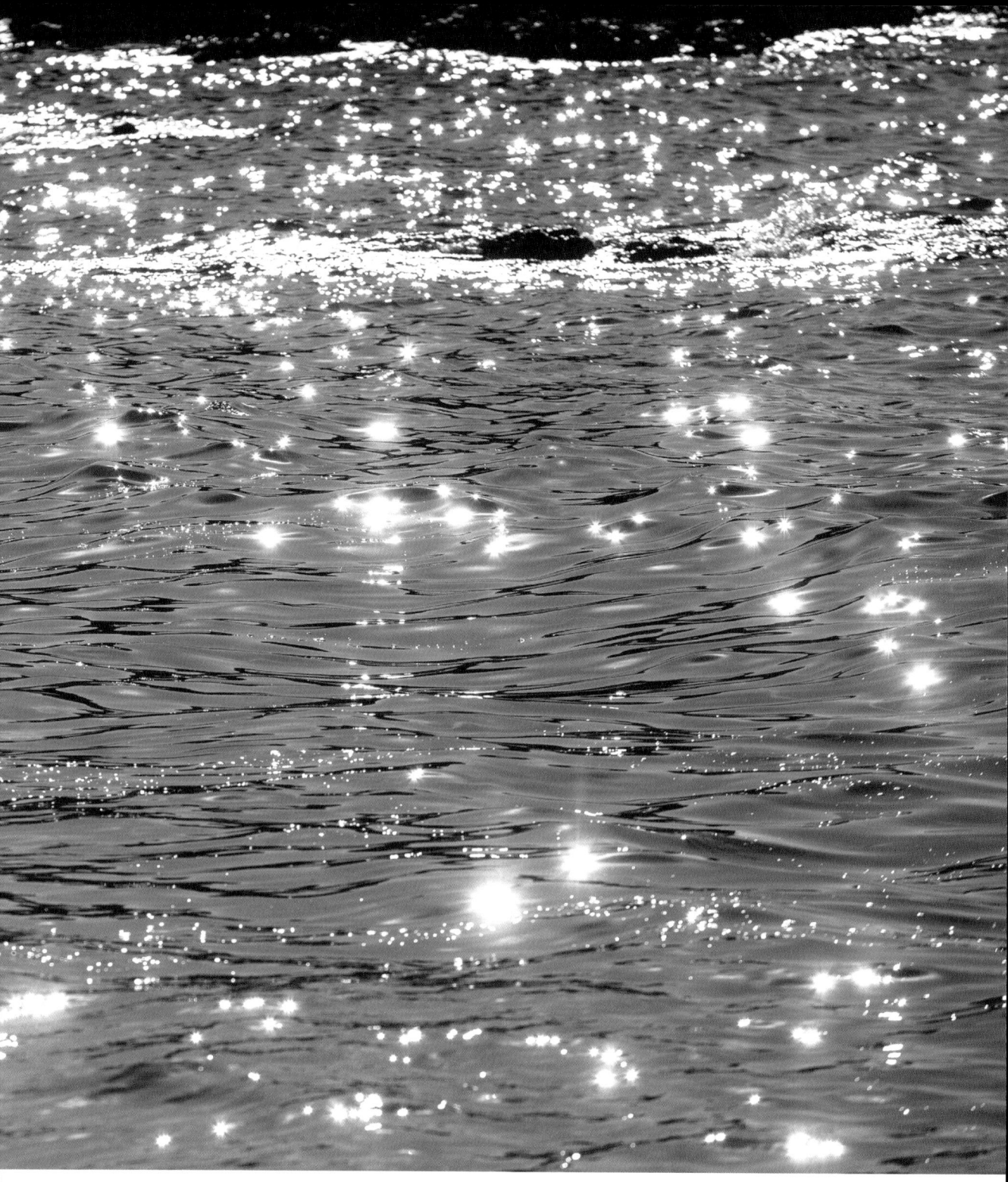

배려

배려 사전적 뜻 : 도와주거나 보살펴 주려고 마음을 씀.

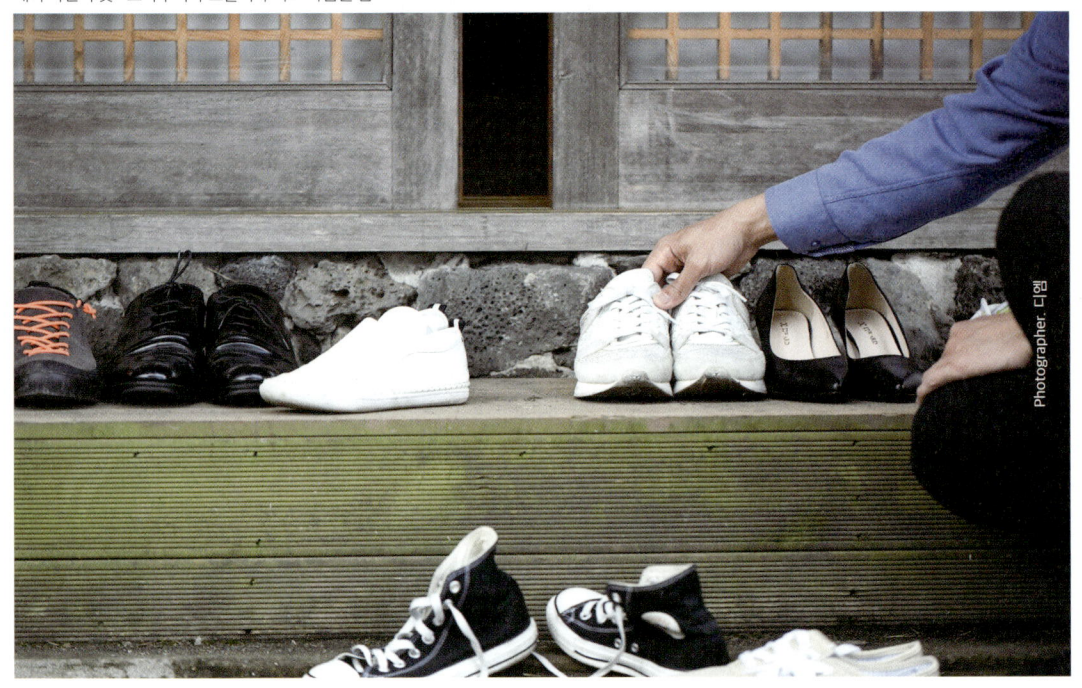

상대의 필요를 이해함

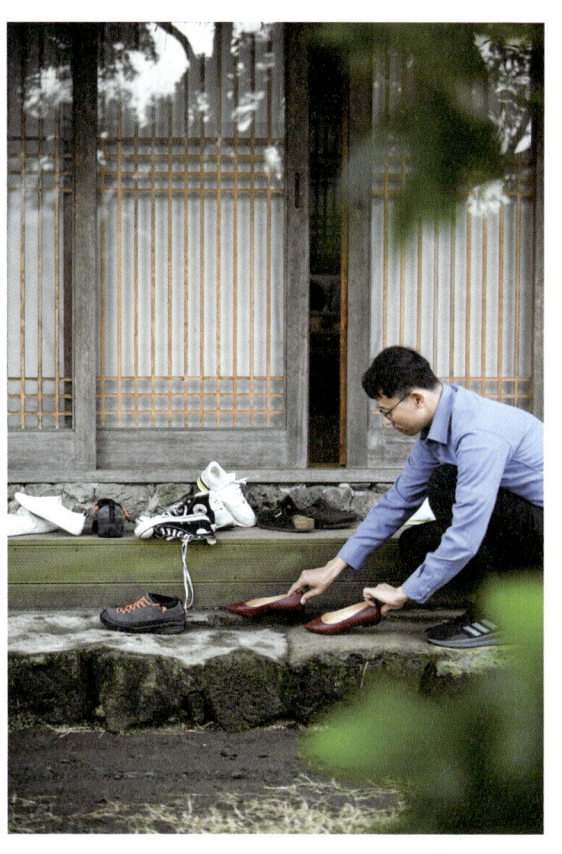

우리는 어려운 처지에 놓이거나
도움이 필요한 사람들에게
쉽사리 도움의 손을 내밀곤 한다.
상대의 상황이 나로 인해 나아지고,
도움을 건넨 본인은 보람을 느끼는
따뜻한 상황을 상상하면서 말이다.
하지만 상대의 필요를 이해하지 못한 채
건넨 손길은 가끔 불편한 상황을 만든다.
"아픈 사람이 잘 먹어야지, 한술 더 먹어봐~"
"승훈 씨 암이라면서요, 지금 일할 때 아니지
않아요? 그냥 좀 더 쉬세요."
모두 상대를 걱정하는 마음,
잘 됐으면 하는 마음에서 건넨 배려였지만
항암의 부작용으로 오심이 심한 나에게
건네는 푸짐한 식사는 고역이었고,
사회 복귀를 준비하는 나에게
쉬라는 말은 희망을 빼앗는 것과도 같았다.
배려하기 위해서는 상대를 잘,
그리고 오래 살피고 이해해야 한다.
그래서 배려는 어렵다.
무심한 듯 멋지게 챙겨주는 것도 좋지만
상대가 진정으로 필요한 것은 무엇인지
먼저 물어보는 것은 어떨까?

낭
만

낭만 사전적 뜻 : 현실에 매이지 않고 감상적이고 이상적으로 사물을 대하는 태도나 심리. 또는 그런 분위기.

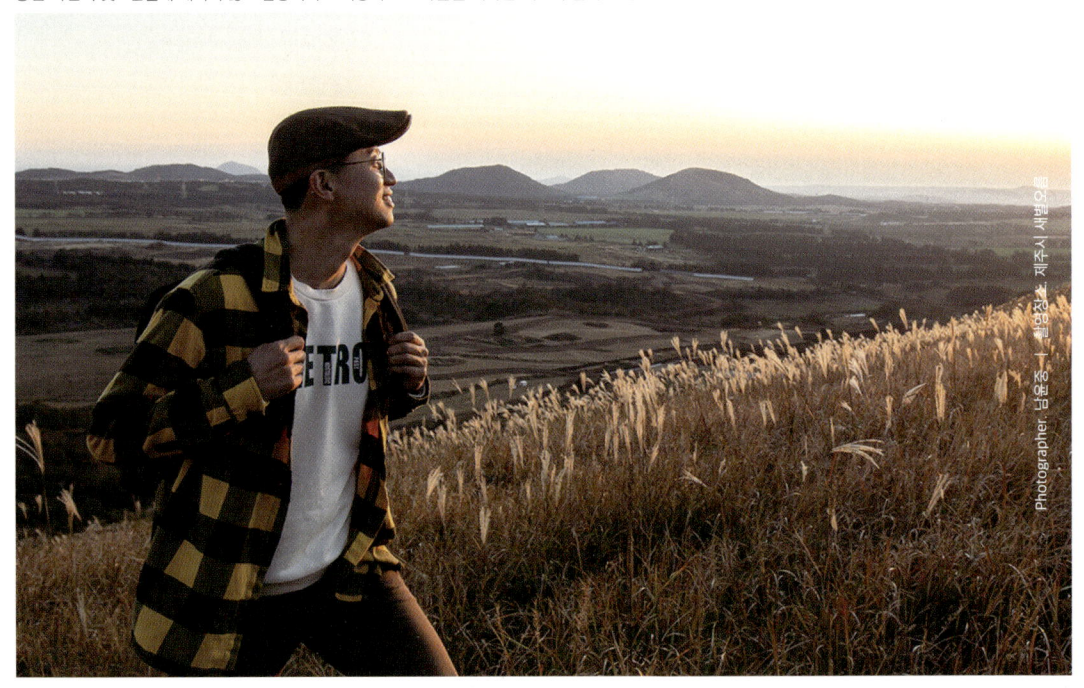

Photographer. 남윤중 · 촬영장소. 제주시 새별오름

찰나에 감동함으로써
얻어지는 삶의 에너지

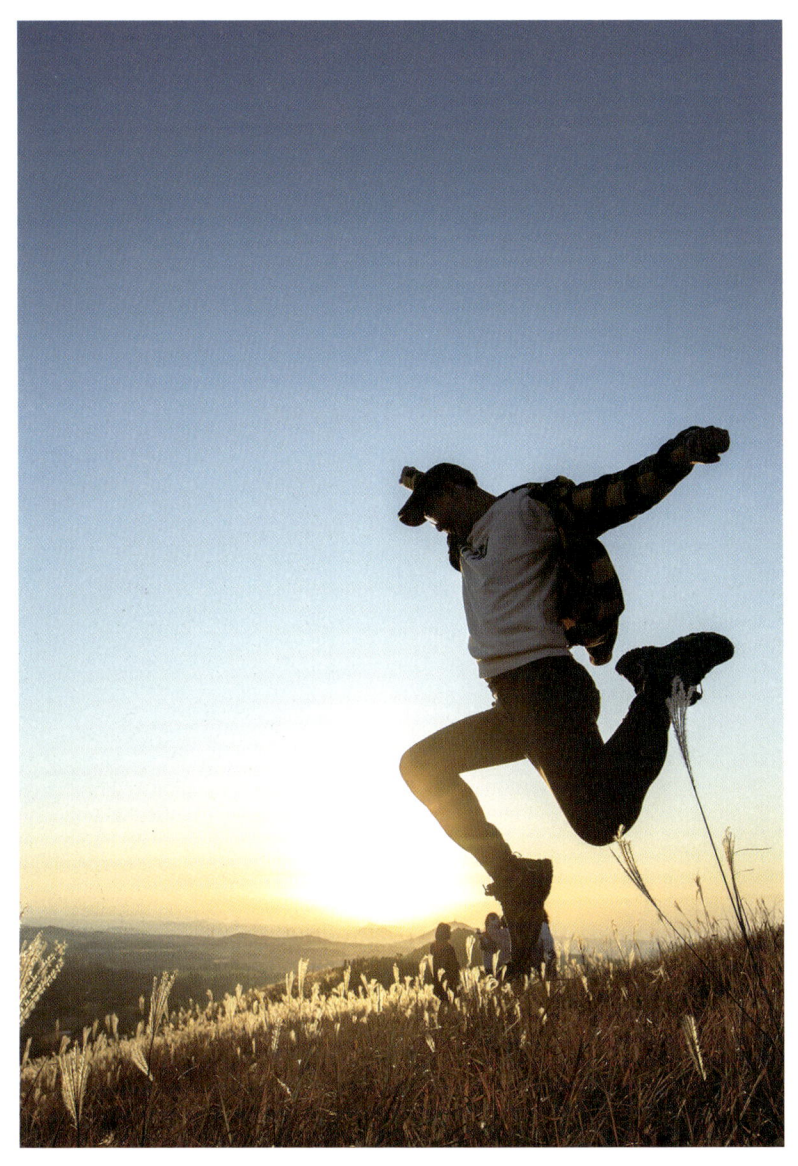

점심 식사 후 마주한 하얀 구름,
퇴근길 버스 창가에 기대 바라본 붉은 노을,
동네 골목길을 산책하며 만난 밤하늘의 별…
누군가는 낭만적이라 말하겠지만,
이는 바쁜 일상 속에서 내가 찰나를 즐기는,
삶의 에너지를 얻는 방법이다.
세상에는 아름다운 것들이 많다.
바람에 스치는 나뭇잎 소리,
물가에 내려앉은 달빛,
골목길에서 만난 어린아이의 맑은 미소…
분주한 삶 속, 잠깐이라도 마음의 여유를 갖는다면
누구든 주변에서 아름다운 찰나,
삶의 에너지를 발견할 수 있을 것이다.

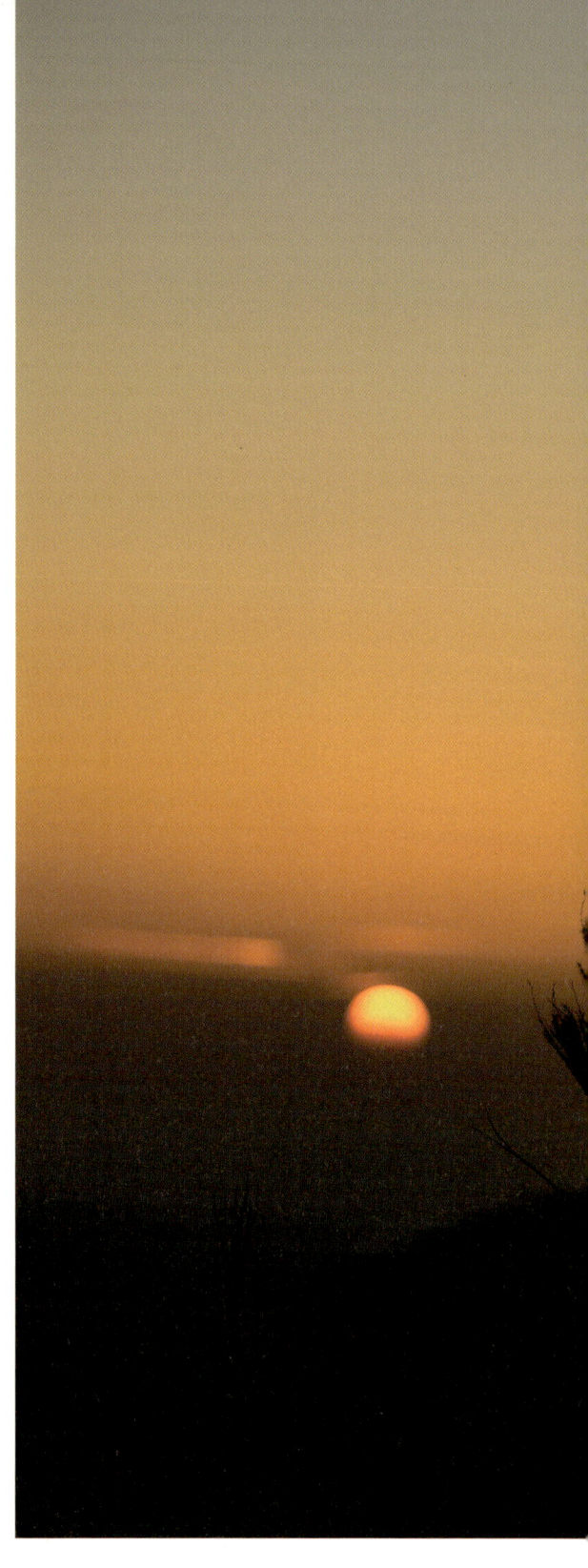

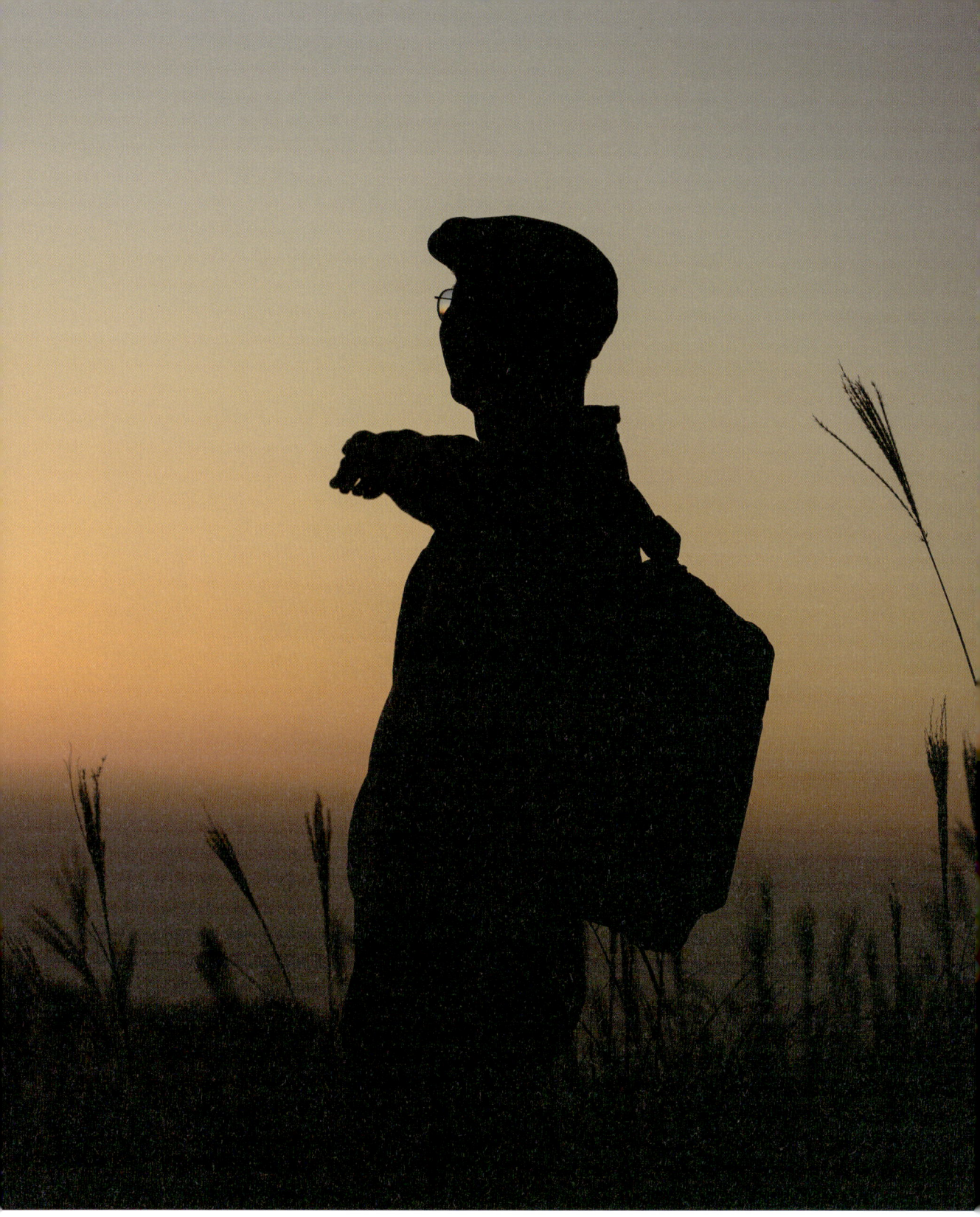

꿈

꿈 사전적 뜻 : 실현하고 싶은 희망이나 이상.

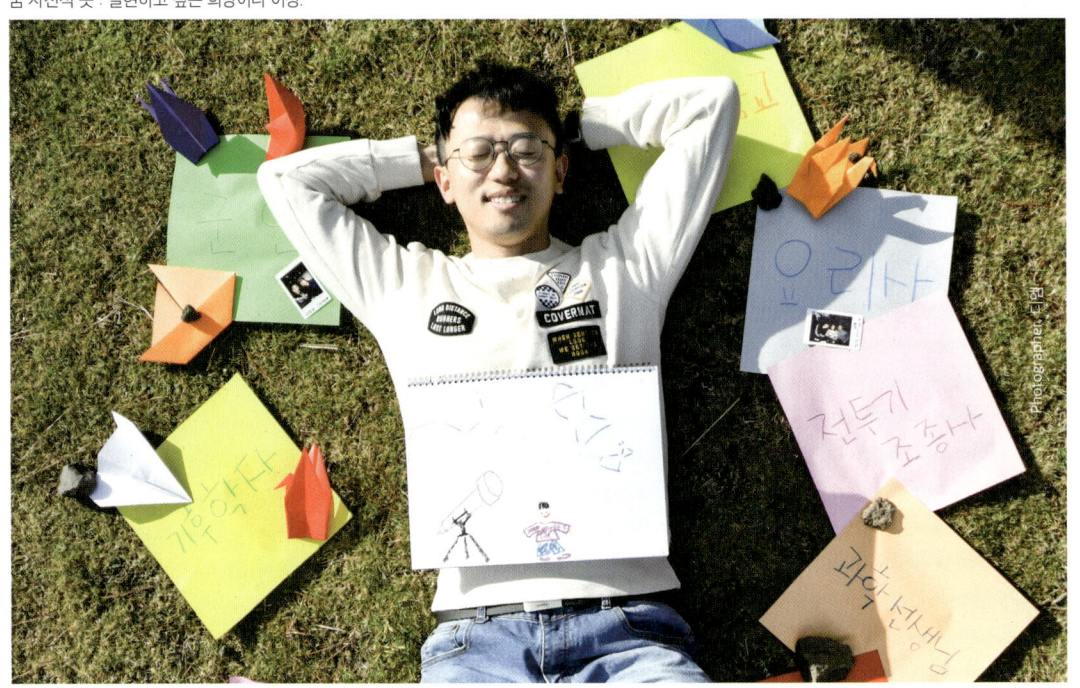

나를 잊지 않고 기억하는 것
나의 기억을 담은 조각들

나는 암 투병을 하며 사춘기를 겪었다.
암에 걸리고 나서야 내가 '무슨 일을 할 수 있는지',
'무엇을 좋아하는지', '어떤 성향을 지닌 사람인지'에
대해 진지하게 고민했기 때문이다.
그때의 나는 내가 이루고 싶었던 많은 꿈들을 하나하나
되짚어 나갔다.
단순한 호기심에 하고 싶었던 일,
평생 할 수 있을지 고민하던 일,
가치 있다고 느끼던 일…
나아가 꿈꾸는 직업에 다가가기 위해
직접 경험하거나, 현직에 있는 사람의 이야기를
듣기 위해 많은 곳의 문을 두드렸다.
그렇게 한 걸음 한 걸음
꿈을 향해 걸은 발걸음은 지금의 나를 만들었다.
내가 이루고 싶었던 작은 꿈들이 윤슬처럼 모여
내가 원하는 지금의 삶을 그려냈기 때문이다.
나에게 꿈이란 내가 찾고 싶었던,
나의 바람을 담은 기억의 조각들이다.

끼니

끼니 사전적 뜻 : 아침, 점심, 저녁과 같이 날마다 일정한 시간에 먹는 밥. 또는 그렇게 먹는 일.

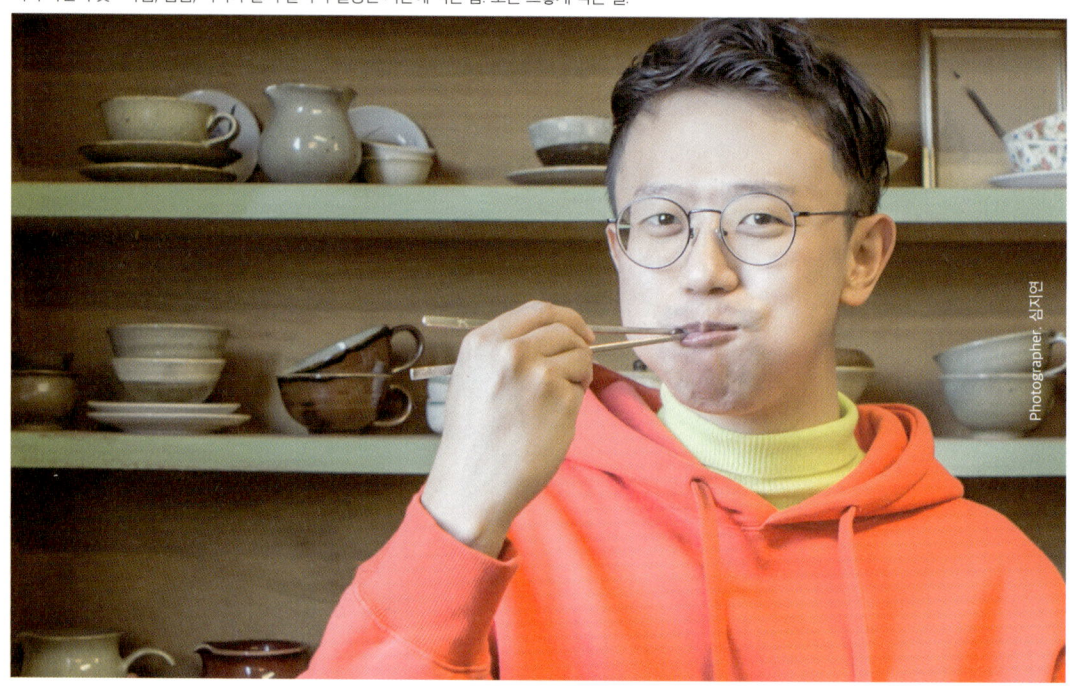

Photographer. 심지원

별일 없이 잘살고 있을 때 지킬 수 있는 것
또는 잘살고 있다는 증거

큰일이 없는 한
사람들은 매일 일정한 시간에 끼니를 먹는다.
기분이 좋고 평온할 때에는
음식의 맛, 모양, 분위기를 즐기며
끼니를 챙기지만
무언가 일이 닥치면
거르거나 대충 때우게 되는 것이 끼니다.
나 또한 그렇다.
별일 없이 잘 살 땐 하루 세끼를 열심히,
그리고 맛있게 챙긴다.
하지만 몸이 아프거나,
일이 틀어졌거나하는 순간엔
끼니를 잊곤 한다.
특히 지난 투병 시절엔 끼니가 고역이기도 했다.
그래서 나에게 끼니란,
잘살고 있다는 '증거'이다.

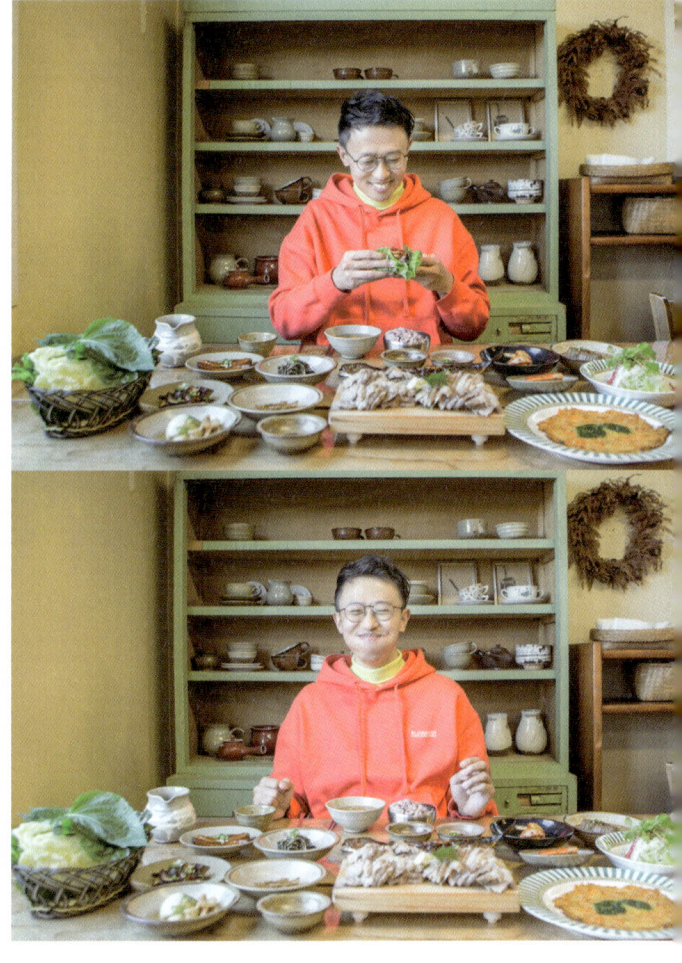

면접

면접 사전적 뜻 : 면접시험(직접 만나서 인품(人品)이나 언행(言行) 따위를 평가하는 시험).

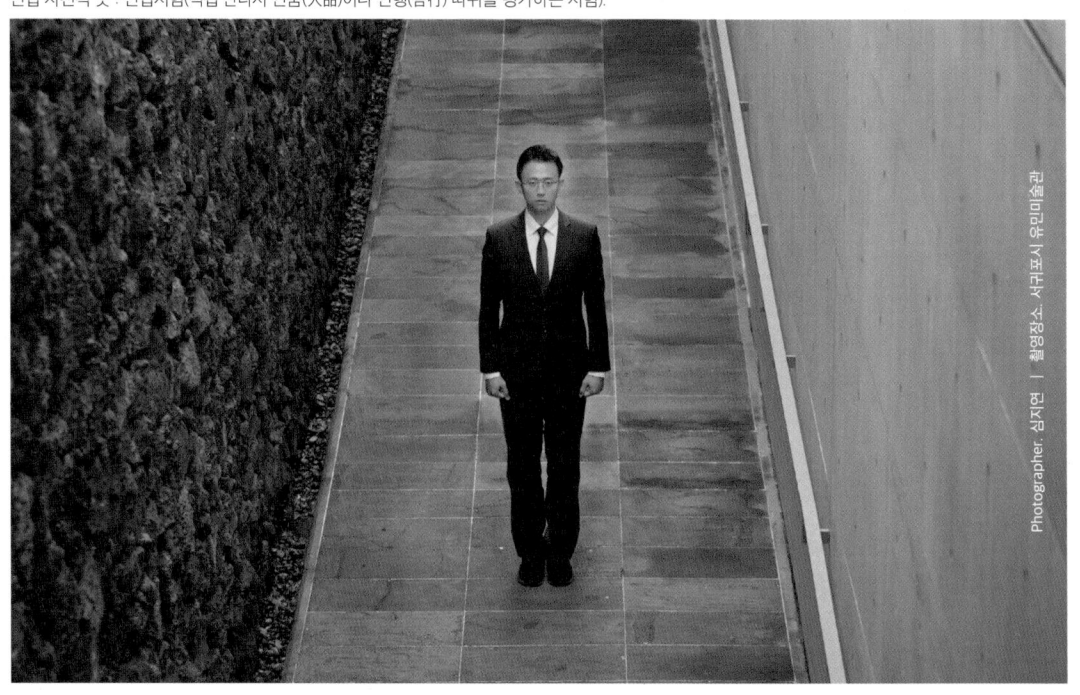

Photographer. 심지연 | 촬영장소. 서귀포시 유민미술관

편을 가르는 행위

모든 암 치료를 마치고 체력도 조금씩 좋아질 무렵
친구들은 하나 둘 사회로 진출하고 있었다.
당시 나는 무언가에 홀린 사람처럼
친구들을 따라잡아야 한다는 생각에 사로잡혔고,
자격증 공부, 전문교육과정, 대학원 준비 등
생각나는 것들을 바로 시작했다.
그리고 얻어진 몇 번의 면접에서
나는 세상과의 이질감을 느꼈다.
"암 환자면 쉬어야 하는 거 아닌가요?"
"회사 근무 중 재발하면 그 손해는 누가 책임지나요?"
"우리 회사는 힘든 일이 많은데 할 수 있겠어요?"
아프기 전엔 남들과 다르지 않았는데,
아프고 난 너는 이제 우리와 다르다고
편을 가르는 것처럼 느껴졌다.
암을 경험했다는 이유로 사회에서 나 '정승훈'은 없어지고
'암 환자'만 남은 것이다.
암 경험자들이 다시 사회로 발을 내딛을 때
우리는 배려하고 응원해야 한다.
그들 역시 원래 우리 곁에 있었던 가족이고,
친구이며, 동료였기 때문이다.

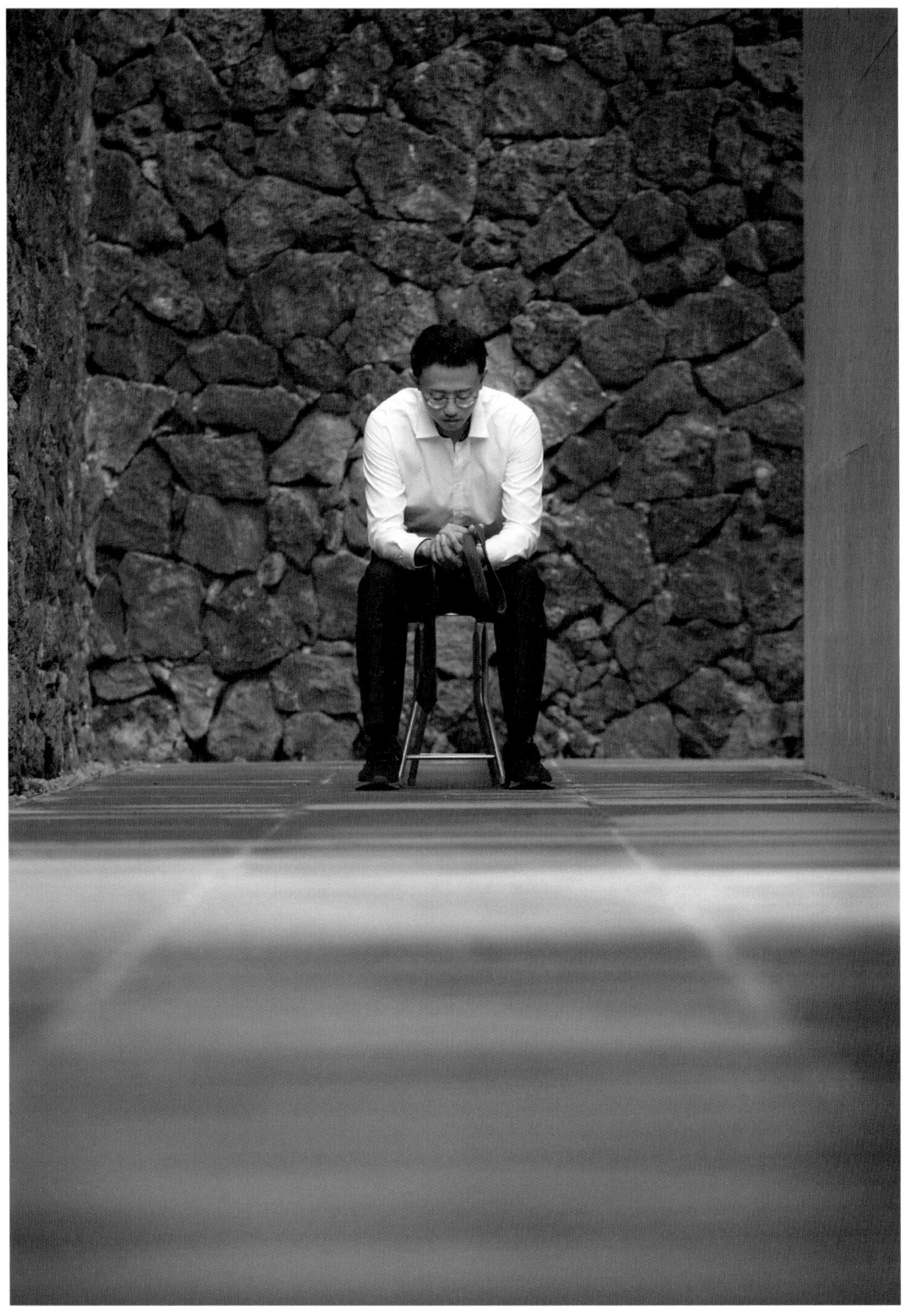

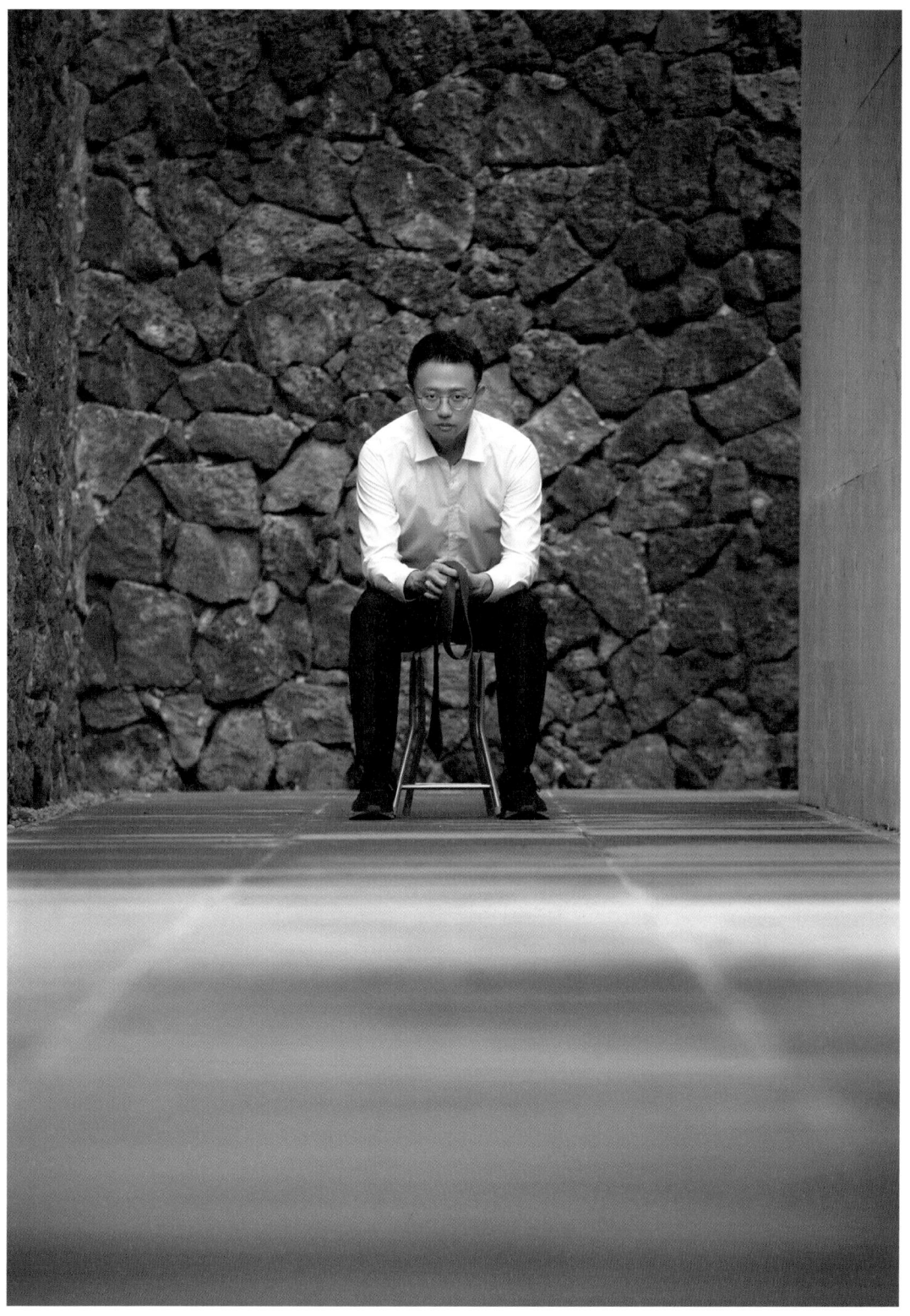

ⓘ 제주 오름 정보

제주에는 하루에 하나씩 올라도 일 년이 모자란 368개의 오름이 있다.
들판 한가운데, 바닷가에, 작은 마을 뒤편에 순하디순한 모양으로 솟아오른
제주의 오름들은 진정한 제주를 만나게 하는 자연이다.

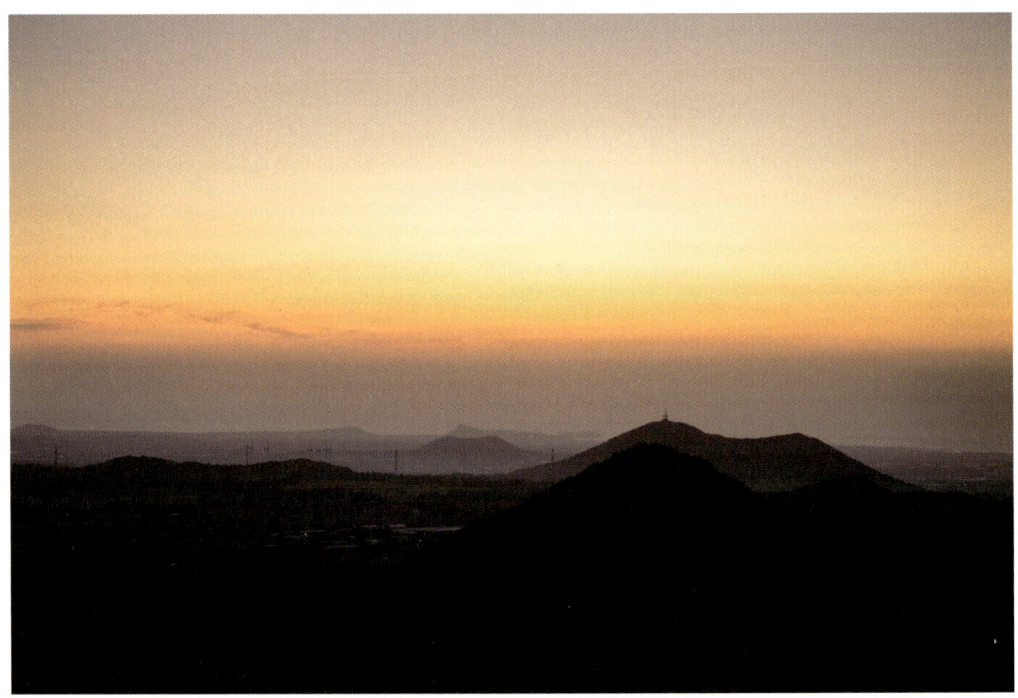

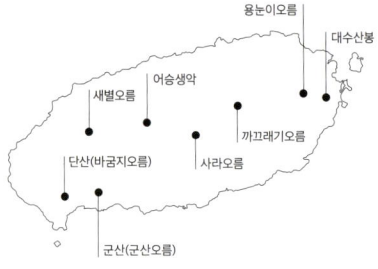

새별오름

서부 중산간 오름 지대 중에서 으뜸가는 풍경을 자랑하는 곳이다. 저녁 하늘에 샛별과 같이 외롭게 서 있다 하여 새별오름이라 이름 붙여졌다. 경사가 약간 있으나 높이는 해발 519.3m로 그리 높지 않다. 정상에 오르면 제주도 서쪽의 아름다운 해변과 비양도가 보인다. 매년 정월 대보름을 전후하여 제주도를 대표하는 축제인 들불축제가 열린다. 가을에는 억새가 만발하여 장관을 연출한다.

주소 제주시 애월읍 봉성리 산 59-8 **전화** 064-728-2752

대수산봉

제주 동쪽의 대표적인 관광지인 성산일출봉과 섭지코지 사이의 일주동로 옆에 우두커니 선 오름이다. 일대 주민들의 산책로로 인기가 좋은 곳으로, 정상엔 축구장만 한 크기의 예쁜 오름 분화구가 있다. 이 분화구를 따라 한 바퀴 도는 정겨운 둘레길이 멋지다. 억새가 적잖아 가을이면 운치가 더 좋다.

주소 서귀포시 성산읍 서성일로1168번길 89-17
전화 064-710-6043

어승생악

한라산국립공원을 오르는 들머리 다섯 곳 중 한 곳인 어리목 바로 앞에 솟은 오름이다. 한라산을 가슴 벅차게 바라볼 수 있는 곳으로, 날이 좋을 때는 정상에서 백록담 화구벽은 물론, 멀리 성산일출봉과 우도, 추자도, 비양도까지 조망할 수 있다. 정상까지는 1.3km이며, 왕복 1시간쯤 걸린다.

주소 제주시 해안동 산220-1 **전화** 064-713-9953

까끄래기오름

제주의 여러 오름 중에 높이가 낮으면서도 비교적 전망이 좋은 곳이다. 오름 기슭의 빽빽한 삼나무 숲, 오름 중턱의 무성한 대나무밭, 오름 정상 부근의 은빛 물결 등 다양한 제주의 풍경을 만날 수 있다. '까끄래기'라는 특이한 이름은 오름 남쪽이 작은 골짜기를 이루어 깎인 데서 유래되었다고 한다. 정상에는 오목한 모양으로 파인 분화구가 있다.

주소 제주시 조천읍 교래리 128

용눈이오름

세 개의 능선으로 이어져 전체적으로 부드럽다는 인상이 강한 오름이다. 봄, 여름에는 잔디가 가을, 겨울에는 억새가 덮이며 계절마다 다른 옷을 갈아입는다. 인체의 곡선처럼 부드러운 능선이 유독 아름다워 많은 사진작가가 찾는다. 한가운데가 움푹 패어있어 용이 누웠던 자리 같다 해 용눈이라 이름 붙여졌다. 실제로 위에서 내려다보면 오름 분화구의 모습이 용의 눈처럼 보이기도 한다.

주소 제주시 구좌읍 종달논길 **전화** 064-710-6043

단산(바굼지오름)

오래전 이곳은 바닷물에 잠겨 바구니만큼만 보였다고 한다. '바굼지'는 제주 방언으로 '바구니'를 뜻하며, 단산(簞山)은 바구니의 한자 뜻을 빌어 표기한 것이다. 이 오름은 보통의 제주 오름과는 다른 모습을 하고 있다. 대다수의 오름이 잔디밭이나 푹신한 부역토를 밟고 오르는 것과 달리 암벽 위를 기어올라야 오름 정상에 닿는다. 단산 정상에 올라서면 대정읍의 넓은 들판을 비롯해 산방산과 한라산의 풍경도 볼 수 있다. 날씨가 좋은 날에는 형제섬, 송악산, 마라도와 가파도까지 보인다. 오름 가까이에는 대정향교와 단산사가 있으며, 단산을 오르는 길에서는 일본군이 파 놓은 진지 동굴도 볼 수 있다.

주소 서귀포시 안덕면 향교로 165-23 **전화** 064-710-6043

군산 (군산오름)

오름 모양이 군막 같다고 해서 군산이라는 명칭을 얻었다. 괴석이 많은 오름으로, 정상에는 용 머리의 쌍봉 모양처럼 솟아오른 두 개의 뿔 바위가 있다. 동남 사면에는 애기업게돌 등 퇴적층의 차별 침식에 의한 기암괴석이 발달해 있다. 군산오름은 차로 정상부까지 올라갈 수 있는 오름이다. 그러나 길이 좁고 험해 베테랑 운전자가 아니면 걸어서 오르길 권한다. 정상에서는 한라산부터, 중문관광단지, 마라도, 산방산까지 서귀포 일대를 전망할 수 있다. 특히 동쪽 해안에서 떠오르는 일출의 풍경이 장관으로 알려져 있다.

주소 서귀포시 안덕면 창천리 564

사라오름

오름 분화구에 물이 고여 있는 산정 화구호이다. 오름 중 가장 높은 곳(표고 1,325m)에 있는 화구호로, 깊이는 그리 깊지는 않으나 둘레는 약 250m에 달한다. 가뭄 때는 물의 흔적조차 찾기 힘들지만, 폭우가 내리면 호수 둘레에 설치된 산책로가 흠뻑 물에 잠길 정도로 수위의 편차가 크다. 특히 장마철에 이곳을 찾으면 분화구 가득 물을 품고 있는 신비로운 사라오름을 만나볼 수 있다. 한편, 이 산정 화구호 주변은 풍수지리설에 의하면 손꼽히는 명당으로도 알려져 있다.

주소 서귀포시 남원읍 신례리 산 2-1 **전화** 064-710-7826

제주의 건강 밥집

제주의 자연이 기른 재료로,
정성껏 차린 제주의 건강밥상을 만날 수 있는 곳들을 소개한다.

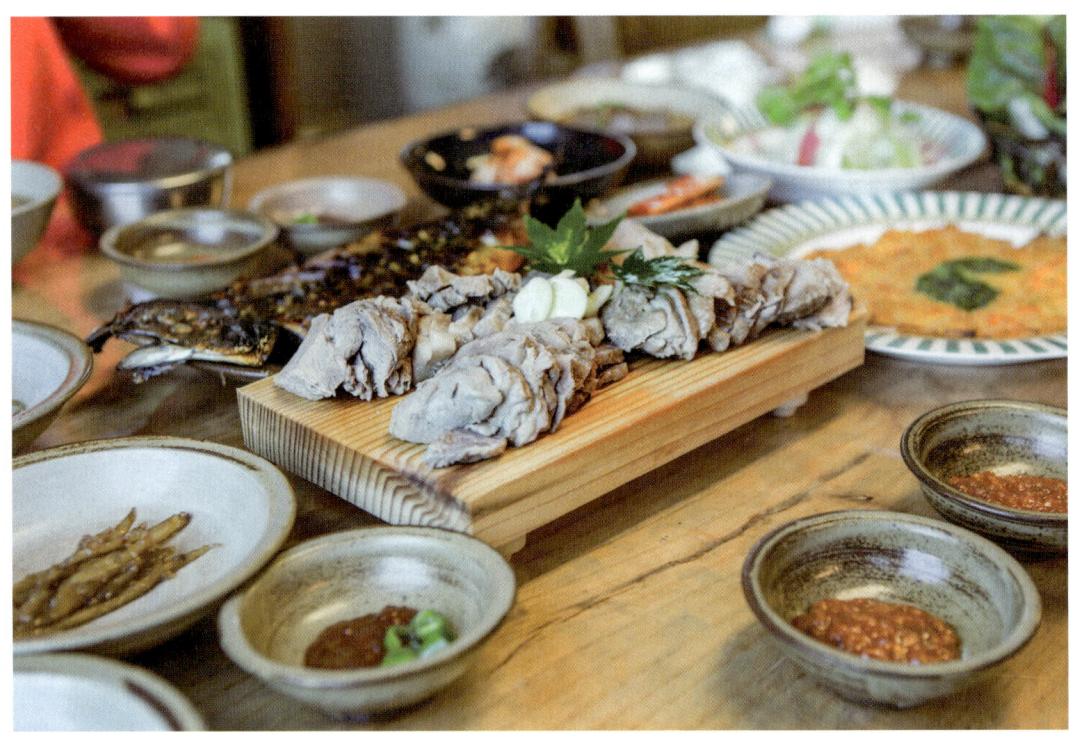

선흘곶식당

'건강밥상'이란 생각이 절로 드는 곳. 돔베고기, 고등어구이와 함께 '쌈밥'을 즐길 수 있다. 소박하면서도 푸짐한 밥상은 차림새가 제법 호화롭다. 10여 가지 반찬과 고등어구이, 갖은 채소, 삶은 돼지고기, 주인이 직접 만든 쌈장 등 말 그대로 푸짐하다. 상에 오른 식재료는 대부분 제주산이며, 모든 음식의 간 또한 슴슴하다. 무엇 보다 다 먹은 후에도, 혹은 과식 후에도 속이 편안하다.

주소 제주시 조천읍 동백로 102 **전화** 064-783-5753

신의한모

일본 센다이로 '두부 유학'을 다녀온 주방장이 제주산 콩과 물로 빚은 다양한 두부를 선보이는 두부 요리 전문점. 메뉴도 다양하지만, 요리마다 모두 다른 식감의 두부를 맛볼 수 있다는 사실이 더 놀라운 곳이다. 메뉴는 연두부 튀김, 제주 우도 산 땅콩으로 만든 쫀득쫀득한 우도땅콩두부, 모두부와 수육 등 안주에서부터 한치게장 두부덮밥, 간장게장 낫토덮밥 등 식사까지 다양하다.

주소 제주시 애월읍 하귀14길 11-1 **전화** 064-712-9642

김지순의 낭푼밥상

제주도 향토 음식 명인의 손맛을 경험할 수 있는 곳. 제주 해녀들이 즐겨 먹던 낭푼(양푼)밥상을 현대적으로 재해석해 내놓는 식당이다. 지슬밥(감자밥)과 성게미역국, 우럭콩조림, 자리젓 등 진짜배기 제주 향토 음식을 맛볼 수 있다. 식초나 된장 등 제주 전통 방식의 양념을 써 본래의 맛을 살렸으며, 입맛을 돋우는 담음새로 보는 재미도 더했다는 평가를 받고 있다. 밥상에 오르는 모든 식재료 또한 제주 토종을 고집한다. 모든 메뉴가 코스로만 제공되기 때문에 사전 예약은 필수다.

주소 제주시 애월읍 유수암평화길 162 **전화** 064-799-0005

바다 Mar Mare

'바다'를 뜻하는 스페인어의 '마르(mar)', 이탈리아어 '마레(mare)'를 이름으로 달고 있는 식당이다. 이름처럼 제주의 송악산 앞바다에 자리한다. 한국의 바다, 그중에서도 제주도에서 나고 자란 제철 음식 재료에 스페인과 이탈리아 남부의 지중해식 요리법을 더한 요리들을 맛볼 수 있다. 기본적으로 재료 본연의 맛을 추구하며, 건강에 좋은 올리브유를 이용한 요리를 주로 선보인다. 더불어 건강하고 밝은 요리를 지향하기에 소화가 잘 안 되는 버터나 즉석 제품의 사용을 최소화하고 있다. 생체리듬의 흐름을 원활하게 하는 제철 재료를 사용하는 것에 중점을 두고 있어, 메뉴명은 같아도 들어가는 재료는 계절에 따라 조금씩 달라진다.

주소 제주도 서귀포시 대정읍 송악관광로411번길, 26-8 **전화** 064-792-6025

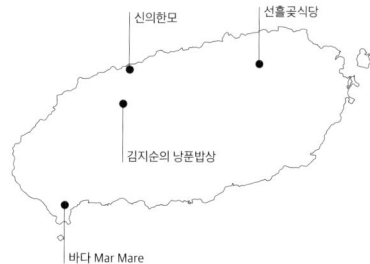

뜨개하는 아미
유정윤

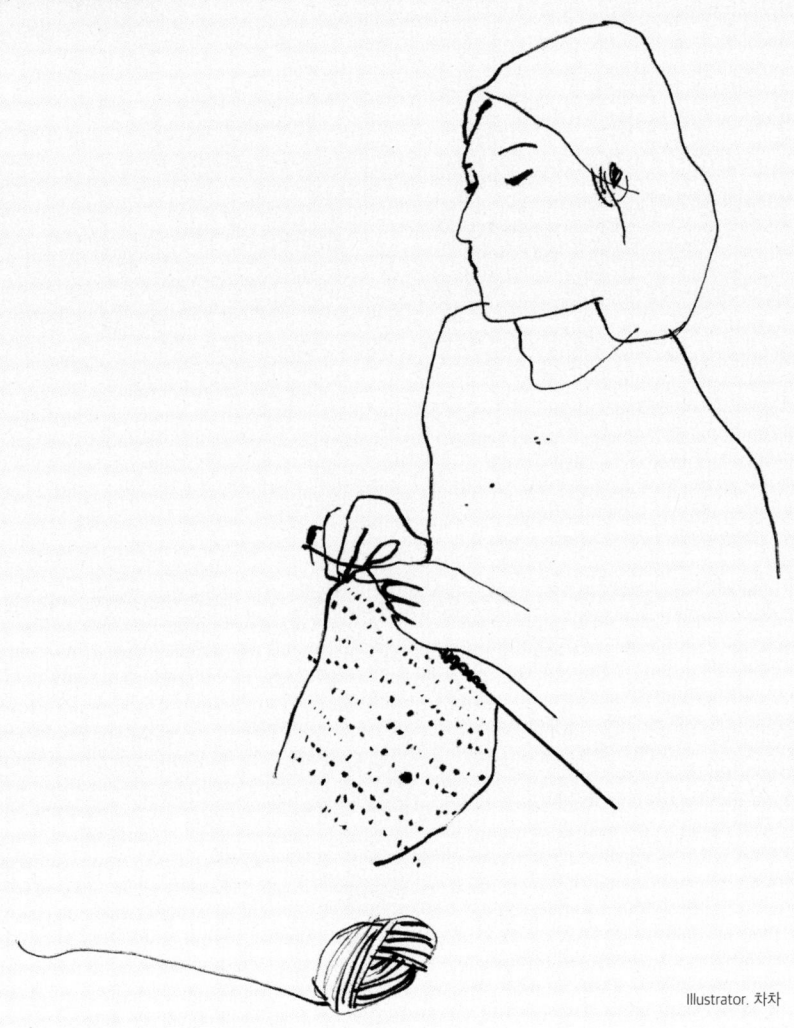

Illustrator. 차차

그의 과거

- 진단명 : 유방암 1기
- 수술 일자 : 2010년 8월
- 치료 과정 : 수술
          6차 항암치료
          방사선 15회

그의 현재

한쪽 가슴을 1/3 정도 부분 절제함.
어느 날 칼자국이 선명하게
남아있는 가슴을 보며
한입 베어 물린 사과가 연상됨.
그날 이후 스스로를 '흠난 사과'라
칭하고 다님.
흠이 났어도 여전히 사과이고,
오히려 내 삶의 당도는 더
높아 졌으니!
아미들과 함께 경험을 나누기 위해
멋모르고 시작한 뜨개가
어느날 나를 <암파인니팅클럽>의
리더로 만들었음.

그의 미래

한해, 한해 거듭될수록
더 촘촘하고 단단한,
그러면서도 따뜻한 온기로
서로를 보듬을 수 있는
<암파인니팅클럽>을 만드는 것.
더불어 내가 없어도 잘 굴러갈 수
있을 만큼 멋있고 아름답게
뜨개질하는 사람들이 많아지는 것!

암

암 사전적 뜻 : 생체 조직 안에서 세포가 무제한으로 증식하여 악성 종양을 일으키는 병.

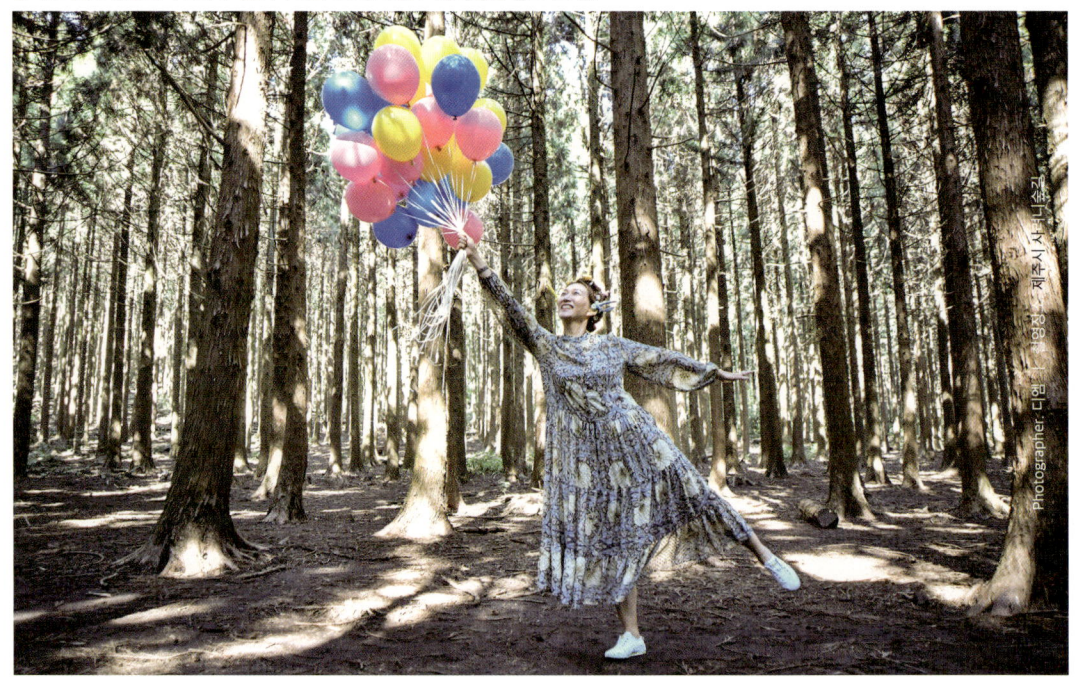

Photographer. 디엠 김경정 @제주시 사려니숲길

혹독한 아픔을 거치고 취득한,
따고 싶다고 아무나 쉽게 딸 수 없는,
아주 특별한 자격증!

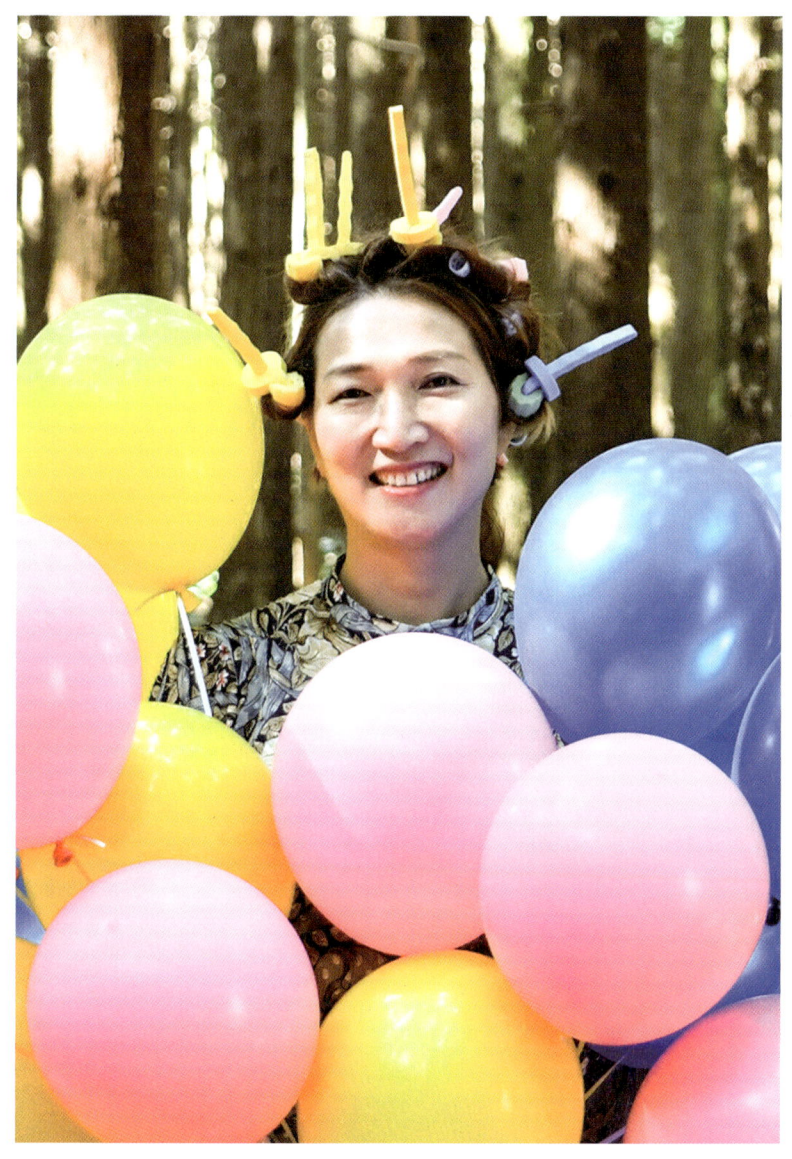

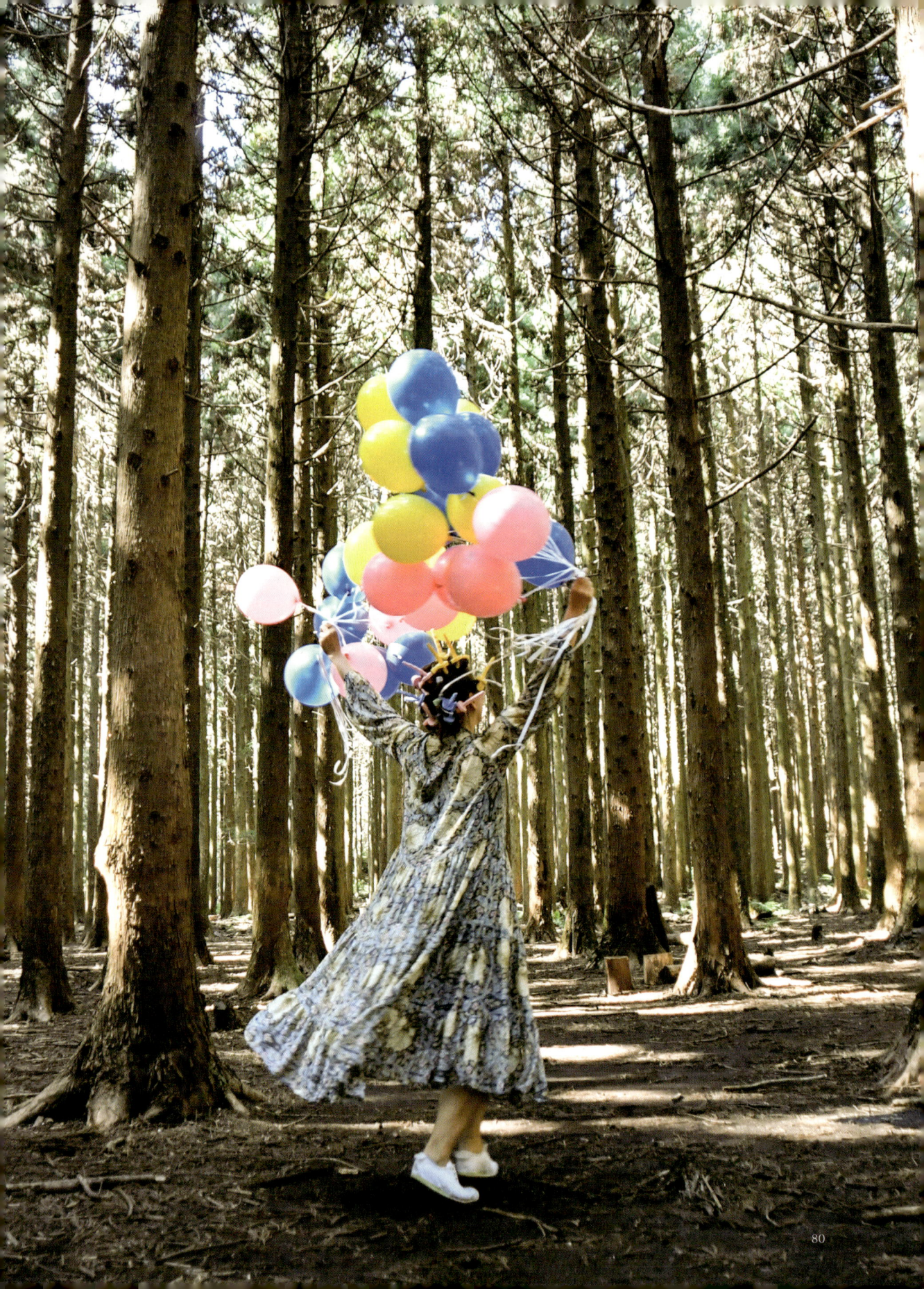

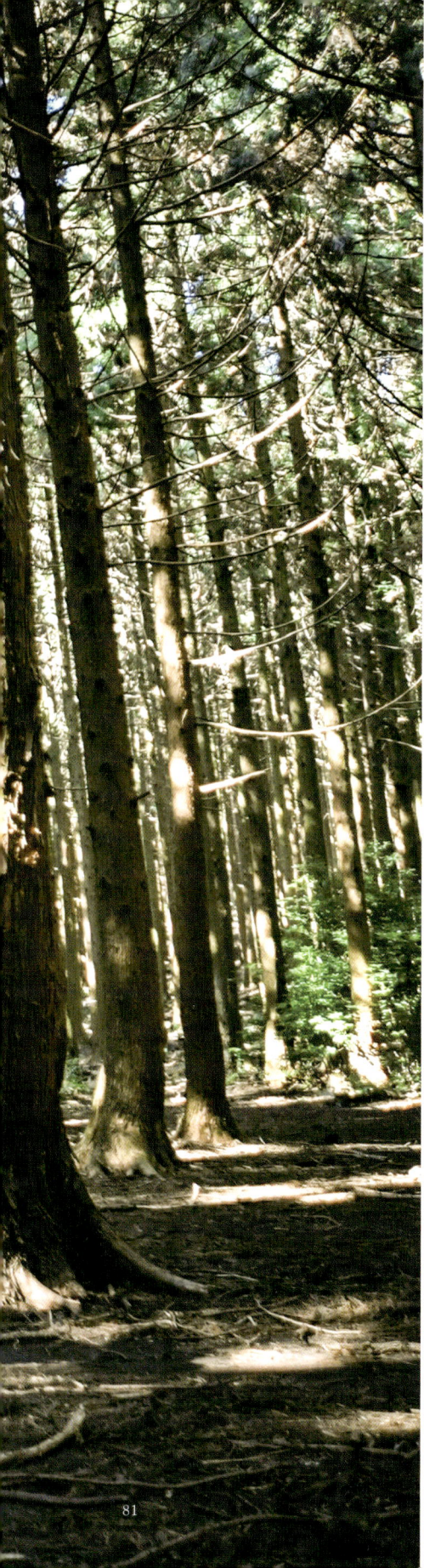

이 특별한 자격증을 받고 나니…
하나. 웬만한 일엔 크게 노하거나 소소한 것들에
아등바등하지 않게 됐다.
둘. 남녀노소, 연상연하를 가리지 않고
암 선배님으로 불리게 됐다.
셋. 3개월, 6개월, 1년… 정기적으로 병원 관리를 받다 보니
기대 이상으로 건강하게 오래 살 수도 있다.
넷. <룰루랄라합창단>, <암파인니팅클럽>, <아미북스> 등…
암 자격증이 있어야만 참여할 수 있는 모임에
당당하게 참여할 수 있다.
다섯. '암'이어서 할 수 없는 일들에 좌절하고
실망스러울 때도 있었지만, '암'이어서 할 수 있는 일들이
참으로 많아 행복하고 쓰임새 있는 요즘이다.

가슴

가슴 사전적 뜻 : 포유류의 가슴 또는 배의 좌우에 쌍을 이루고 있는, 젖을 분비하기 위한 기관.

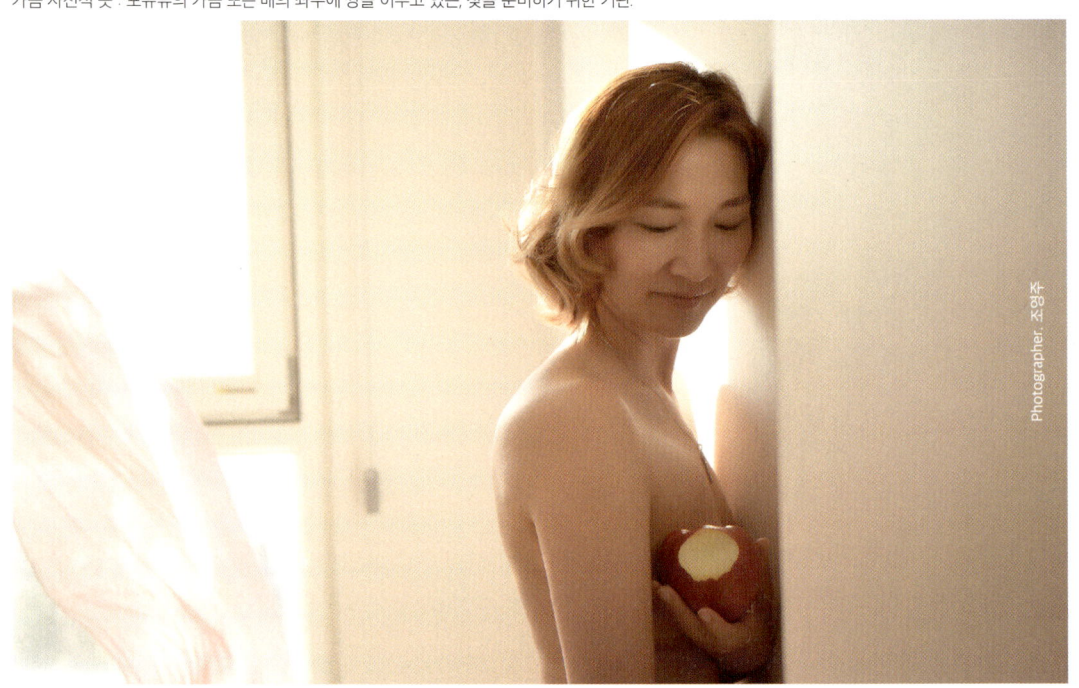

Photographer. 조영주

용기, 자신감, 그래서 뭐~!!

대중목욕탕만이 주는 따뜻함이 그리워지는 날이 있다.
아프기 전엔 이런 그리움을 쉽게 해소할 수 있었다.
하지만 수술 후엔 가장 간절한 그리움 중 하나가
바로 대중목욕탕이 됐다.
아프기 전, 대중목욕탕에서 나이 지긋하신 분의
가슴 한쪽이 없는 걸 본 기억이 있다.
꽤 충격적이었던 그 기억이
대중목욕탕으로 향하는 나의 발목을 잡았다.
내가 그랬듯 남들도 나를 그렇게 볼 테니…
그렇게 온기의 그리움을 품은 채 3~4년의 세월을 흘려보냈다.
그러던 어느 날 문득,
'평생 안 가고 살 거야? 암이 전염병이야?',
'내가 아팠던 게 저 사람들한테 피해를 주는 거야?',
'언제까지 숨어만 있을 거야?'라는 생각의 파도가 일었다.
쭈뼛쭈뼛 수건으로 가슴을 가린 채
따뜻한 김이 모락모락 피어오르는 대중목욕탕의 문을 열었다.
그 순간 목욕을 하는 건 그다지 의미가 없었다.
거기까지 발걸음을 옮긴 나의 용기가
작은 자신감을 얻어내는 순간이었다.
물론 약간의 쳐다봄(?)은 있었다.
하지만, 의외로 사람들은 나의 가슴에 무심했다.
그리고 난 날 쳐다보는 시선에 대한 답도
준비되어 있었다.
"그래서, 뭐~~!!"

민둥머리

민둥머리 사전적 뜻 : 명사, 머리카락이 전혀 없는 머리. 또는 그런 머리를 가진 사람.

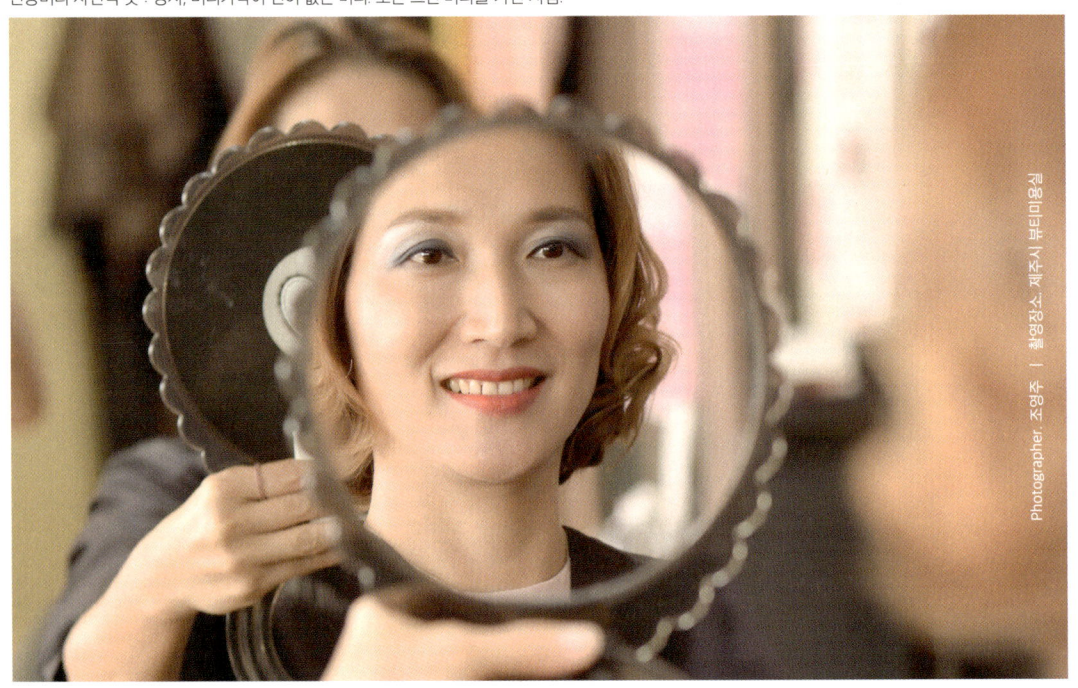

생에 처음으로 해본, 뜻밖에 잘 어울리는
새로운 머리 모양
엄마의 눈물

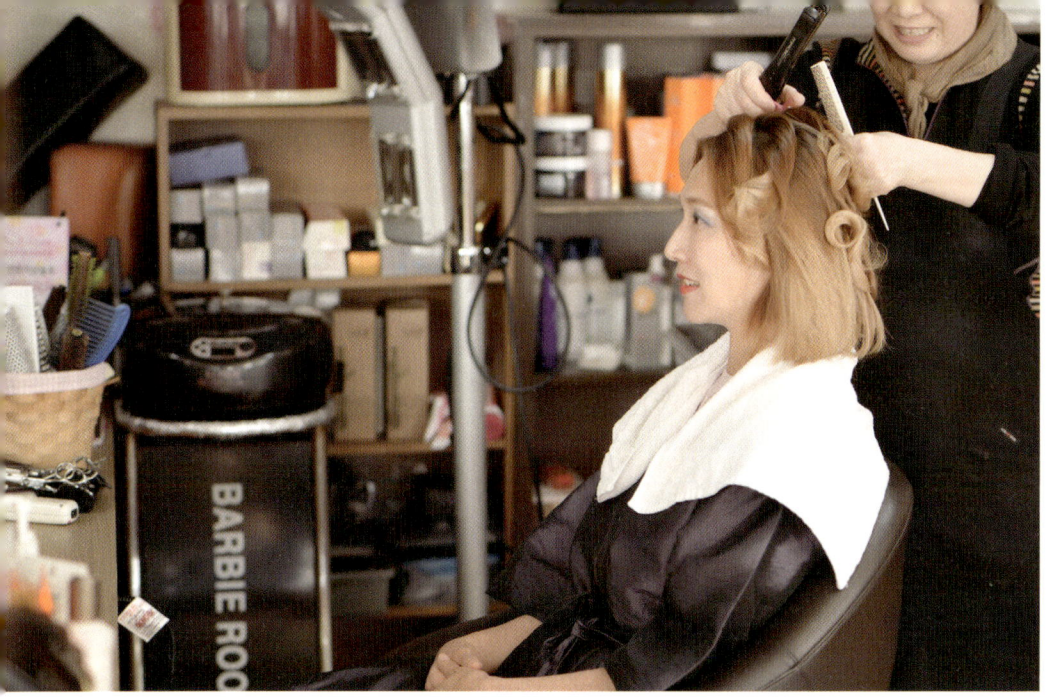

항암 치료 시작 전 마음 먹었었다.
손가락 사이로 한 움큼씩 빠지는 머리카락을 바라보며
좌절과 상실에 울음을 터트리는
비운의 주인공은 되고 싶지 않다고.
병원으로 향하기 전 미용실을 찾아 머리를 밀었다.
두근두근 감았던 눈을 뜨고 바라본 내 민둥머리는…
"의외로 괜찮은데!!".
항암을 시작하고 제대로 음식을 챙겨 먹기 힘들어
부모님 댁에 가서 며칠씩 머물다 돌아오곤 했다.
방 한 칸을 차지한채 늘 누워 있던 나는,
방을 나설 때면 두건이나 모자를 쓰고 나갔다.
내 머리를 보고 아파할 부모님의 모습이
너무나 뻔히 보였기 때문이다.
물 한 모금도 입에 넣을 수 없던 어느 날,
두건 한 장 챙기기도 버거웠던 나는
두건 없이 방을 나섰고,
나의 민둥머리를 본 엄마는 울었다.
그날 나의 민둥머리는 엄마의 눈물이 됐다.

나

나 사전적 뜻 : 남이 아닌 자기 자신.

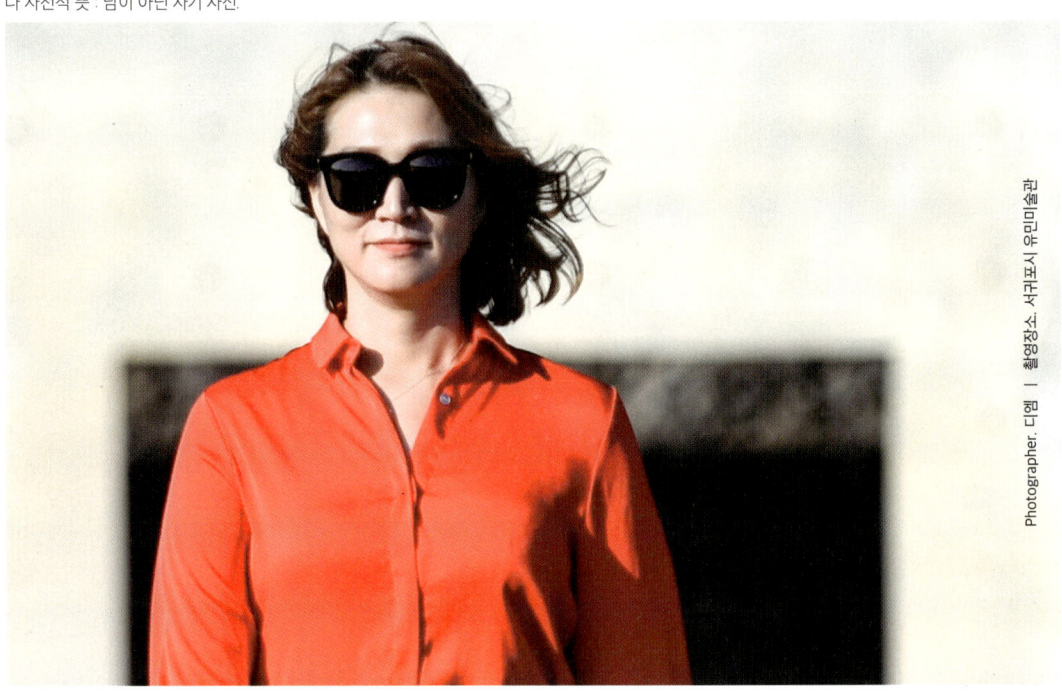

Photographer. 디엠 | 촬영장소. 서귀포시 유민미술관

이기적이어도 돼
나만 좋아도 돼

2남 1녀 중, 1녀를 담당하고 있던 난
'장남이 최고'이고,
'남자가 세상의 중심'이라는 가정환경에서
어린 시절을 보냈다.
"동생이니까 오빠 말을 잘 들어야지…,
누나니까 동생을 잘 이해해야 해…"
이런 말들은 늘 나의 뇌리에 박혀 있었고,
'내가 좋은 것'보다 '남들이 좋은 것'에만 맞춰 살아왔다.
투병 시절엔 그런 '맞춤'과 '참음'들이 켜켜이 쌓여
'암'에 이르지 않았을까? 라는 생각을 하기도 했다.
그래서 지금은 변했다. 조금은 내 맘대로,
조금은 이기적으로, 싫은 건 싫다고 말하며,
남들이 좋아하든 말든 내가 좋은 데로
살아보기 위해 노력 중이다.
걱정과 다르게 나의 이기적인 삶은
타인의 삶에 아무런 영향을 미치지 않고 있다.
내게 좋은 것이 타인에게도 좋을 수 있다는
것 또한 알게 됐다.
그래서 오늘도 난 "남이 아닌 자기 자신"으로
살아가는 연습을 하고 있다.

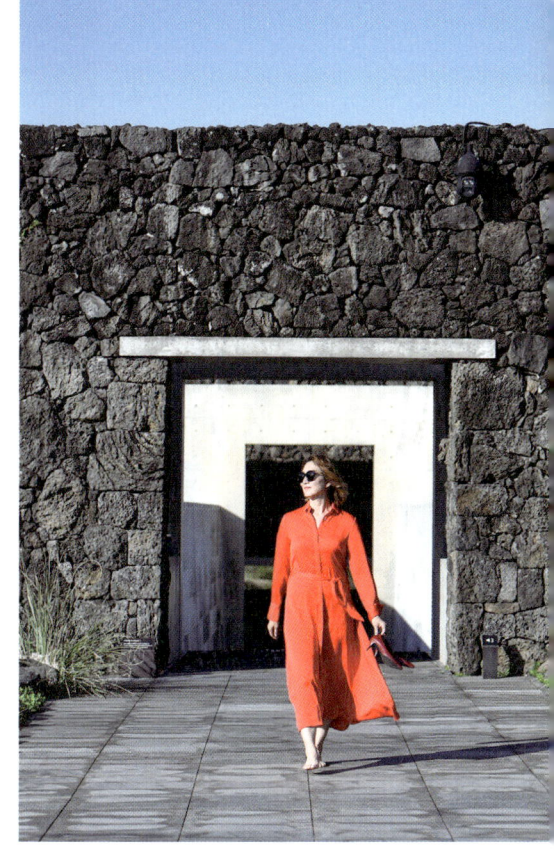

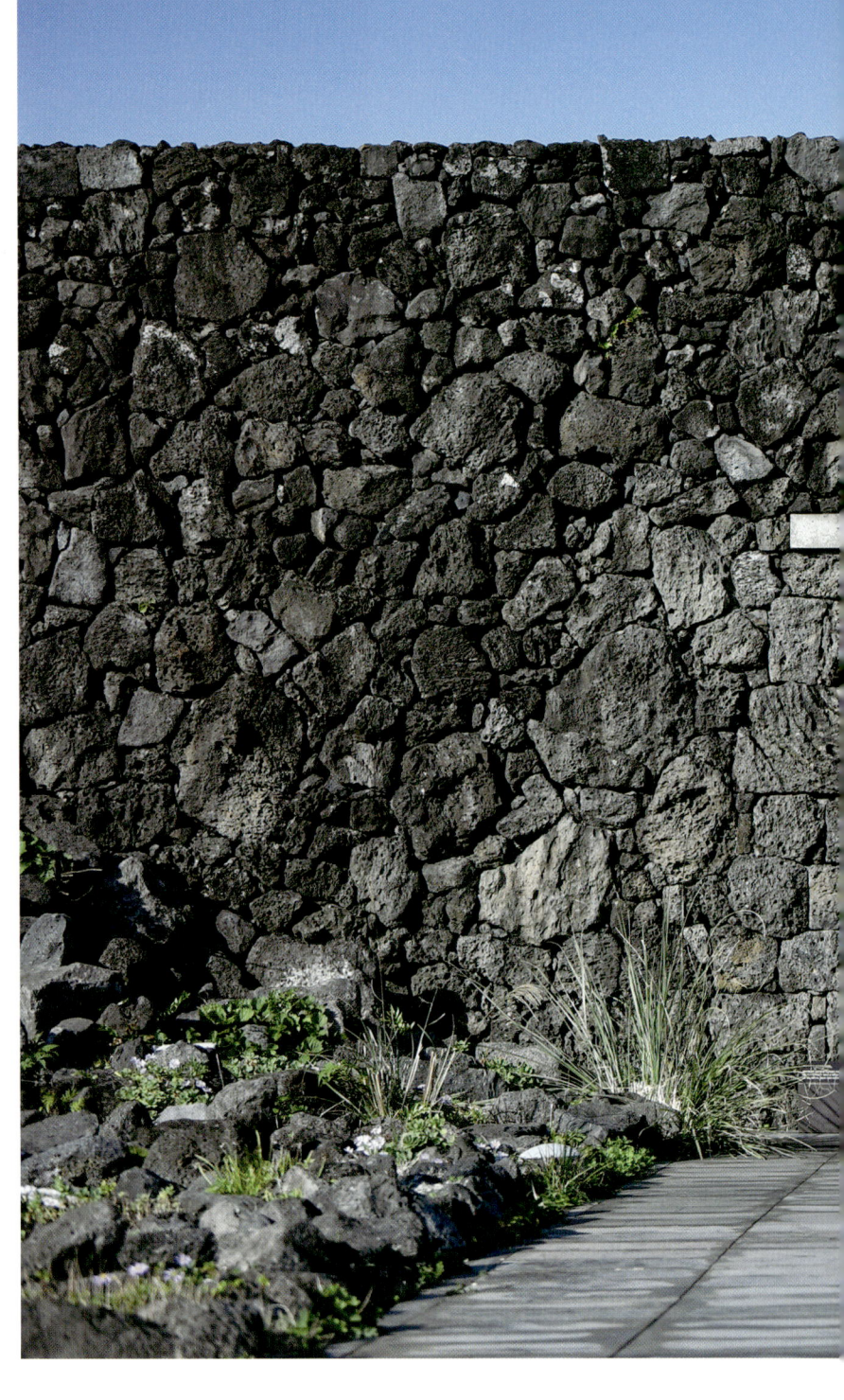

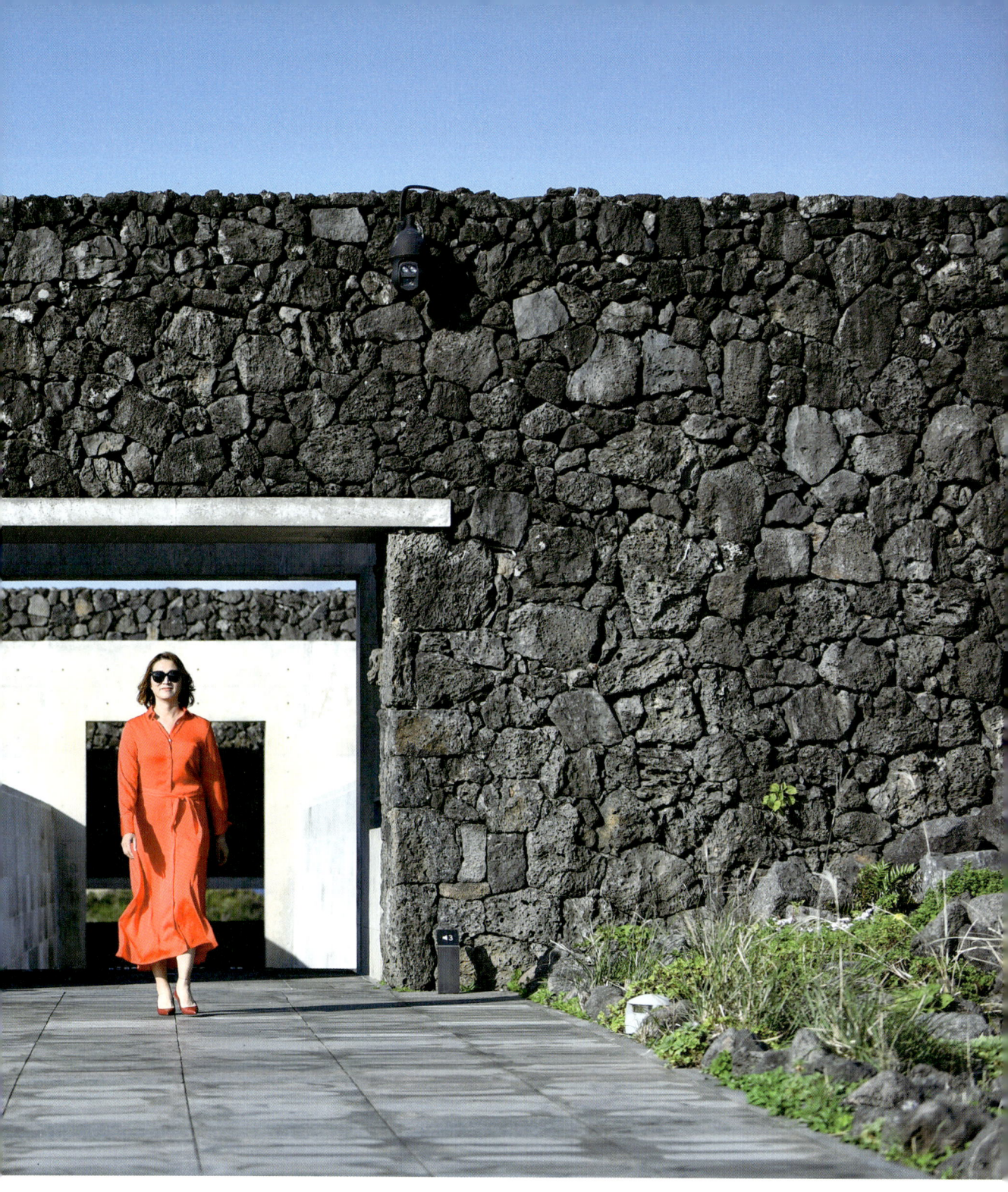

뜨
개

뜨개 사전적 뜻 : 대바늘로 편물을 뜨는 일

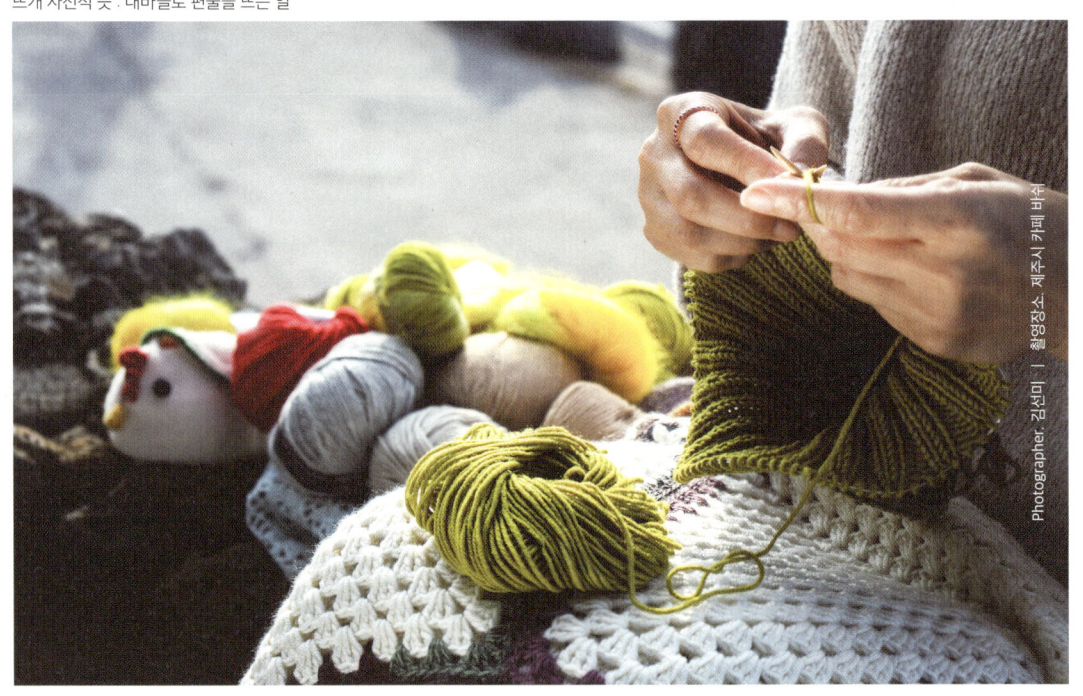

Photographer. 김선미 | 촬영장소 제주시 카페 바삭

'따로 또 같이' 즐겁고 행복하게 할 수 있는 작업
나로 살아가고 있음을 알게 해주는 방향 지시등

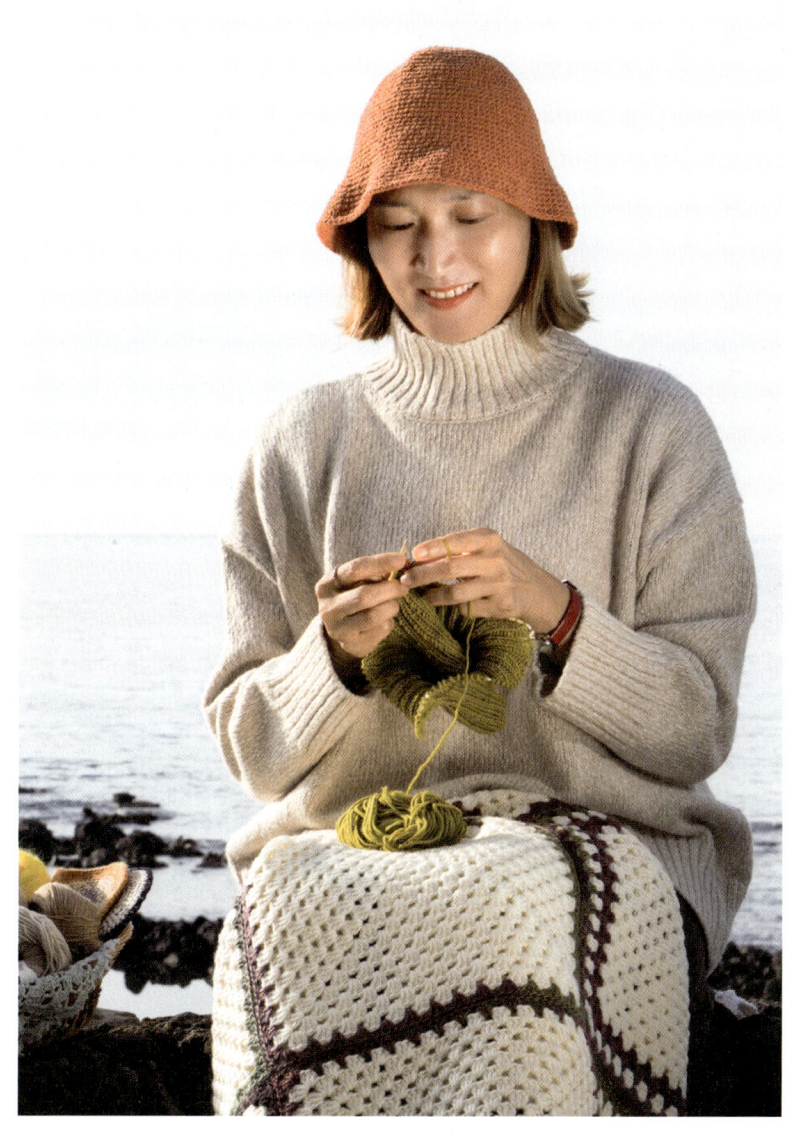

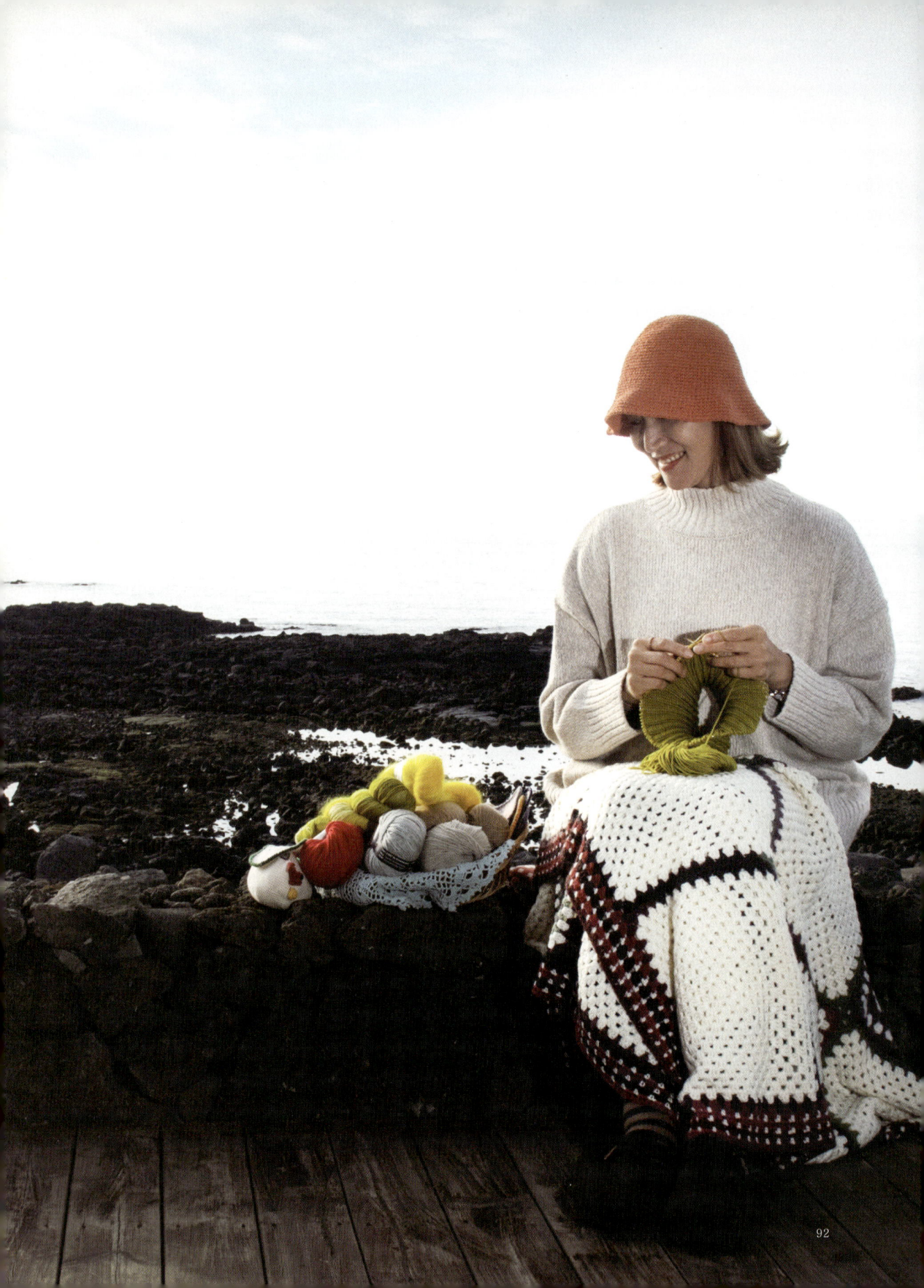

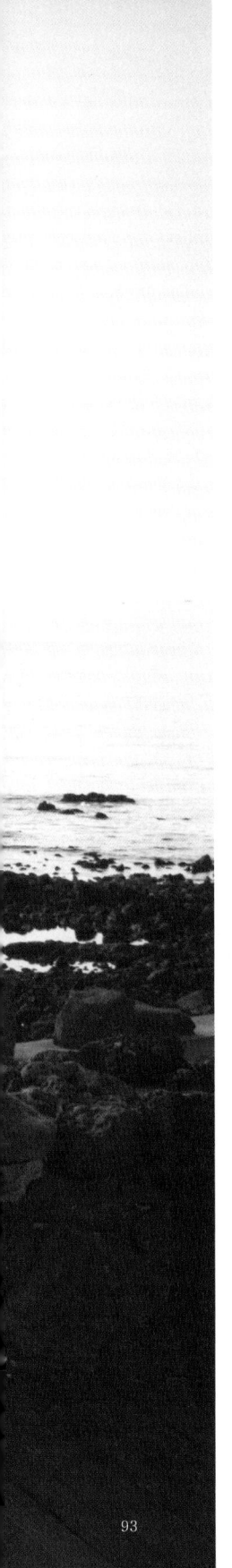

어린 시절 종이 인형놀이를 좋아했다.
가위로 종이를 오려 옷을 입히고, 신발을 신겨 주는
그 놀이가 난 너무도 좋았다.
하지만 "여자가 손재주 좋으면 팔자 사나워진다"라는
맹목적인 믿음을 지니셨던 엄마는 나의 손에 들린
종이와 가위를 빼앗아갔다.
그 후로 바늘과 가위 등은 내 손에서 멀리 떨어져 있었다.
그러다 암 치료 중 혼자만의 시간이 많아지면서
뜨개를 시작했다.
'생각 없이 뜨는 것'만으로도 마음이 평안해졌다.
조금 느슨해도, 조금 빡빡해도 그 나름의 표정이 있으며,
나의 색을 잘 표현할 수도 있고,
누군가에게 전하는 따뜻한 마음이 되기도 하는…
무엇보다 시간과 장소의 구애를 받지 않아
언제 어디서든 실과 바늘만 있으면 즐길 수 있는
무한한 행복… 그것이 바로 뜨개였다.
이제 뜨개는 내 삶의 방향 지시등과도 같다.
내가 잘할 수 있는 것 중 하나이고,
아픈 것도 잠시 잊을 수 있으며,
나와 같은 아픔을 겪고 있는 이들과 뜨개를 하며
즐거움과 성취감을 나눌 수 있기 때문이다.
나는 그렇게 *<암파인니팅 클럽>의 리더가 되었다.

암파인니팅클럽
사오십대 여성 암 경험자들을 대상으로 하는 뜨개 자조 모임이다. 같은 아픔을 가진 이들이 모여 '뜨개'라는 매개체를 통해 서로 위로를 주고받으며 마음의 쉼을 나누고 있다. 남다른 뜨개 실력을 배양 할 수 있는 곳이며, 더불어 소소한 경제 활동도 가능하다.

멍때리다

멍때리다 사전적 뜻 : 아무 생각 없이 멍하게 있다.

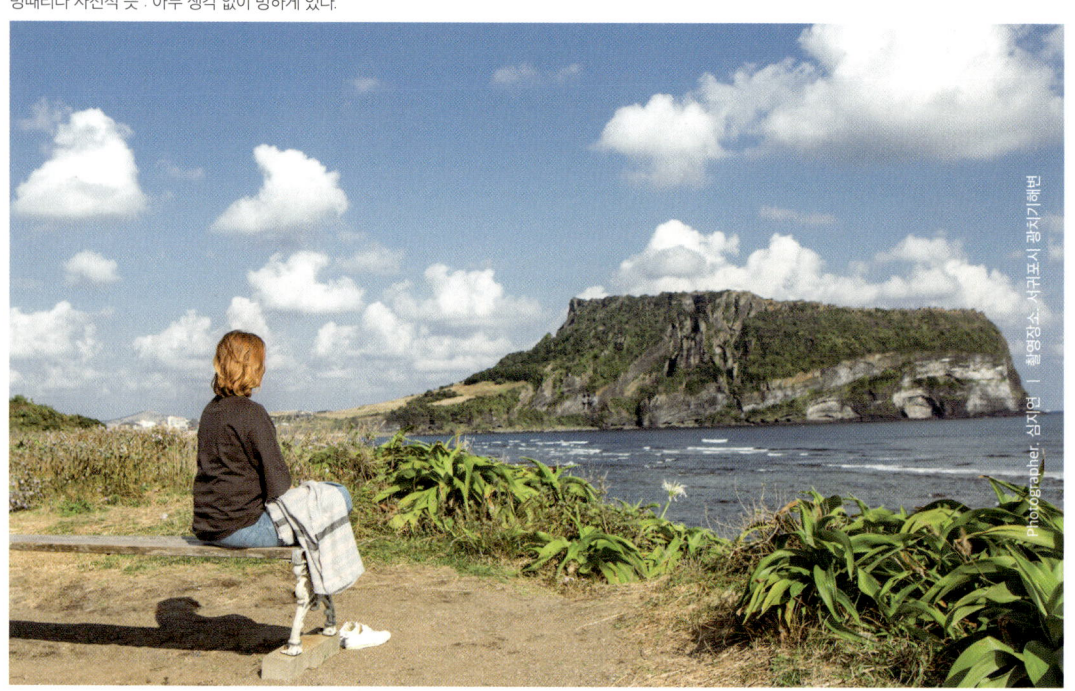

숨구멍

예전엔
'세상 할 일 없어 보이는 사람들'의
'세상 무기력해 보이는 모습'이자
'비생산적이고 한심한 일'이라며
비난했었다.
이젠
때로는 목적 없이,
때로는 생각 없이,
'멍~'한 시간이 필요하더라.
그렇게 멍~하고 나면
목까지 차올라 있던 막힌 숨이
뻥~ 뚫리는 듯한 해소감이 느껴지더라.
가끔은 내려놓고,
비워두고 멍~해도 괜찮더라.

휴대전화

휴대 전화 사전적 뜻 : 손에 들거나 몸에 지니고 다니면서 걸고 받을 수 있는 소형 무선 전화기.

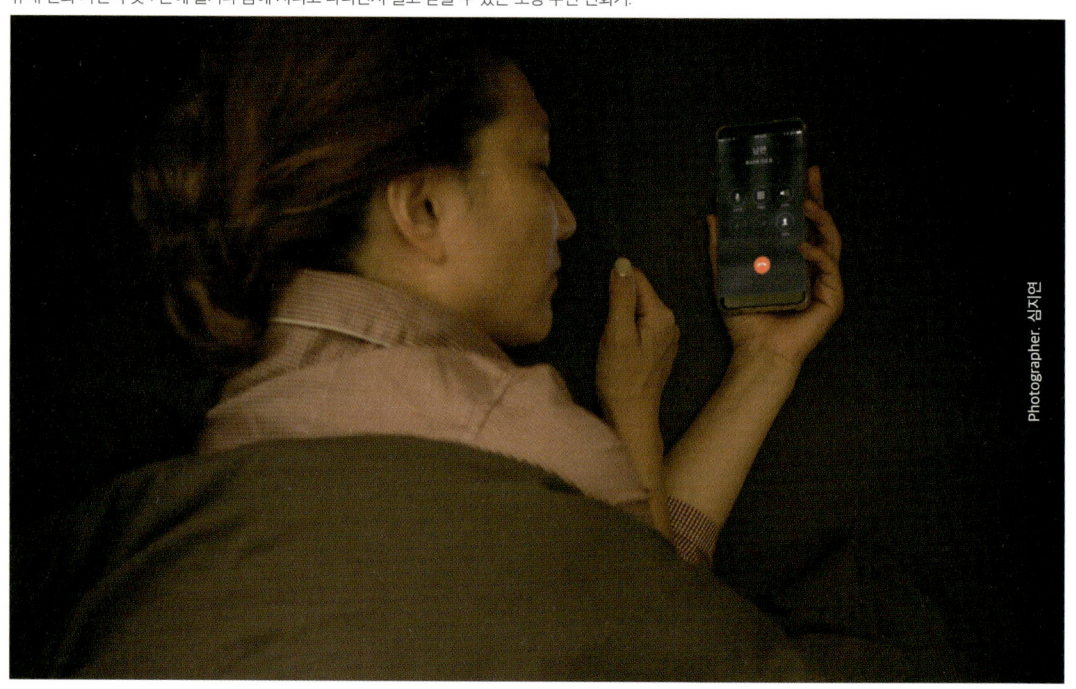

Photographer. 심지연

내가 살아 있음을,
안녕함을 알리는 연결 통로

항암 치료가 시작되고
너무 힘들어
밥도 제대로 먹을 수 없고,
누워 있는 방 바깥으로
한 발 내딛기도 어렵던 시절,
"괜찮아? 밥은 먹었어?"라며
출근한 남편으로부터의 안부 전화에
그나마 "응"이라고 대답할 수 있을 정도면
그날은 안. 녕. 한 날이었다.

❶ 제주의 아름다운 숲

'제주도' 하면 가장 먼저 떠오르는 것이 에메랄드 빛깔의 바다다. 하지만 제주도에 바다만 있는 것은 아니다. 제주의 중산간엔 신비롭고 아름다운 숲들이 곳곳에 숨어 있다. 비가 오나, 눈이 오나, 바람이 부나… 계절에 상관없이 늘 아름다운 제주의 숲을 소개한다.

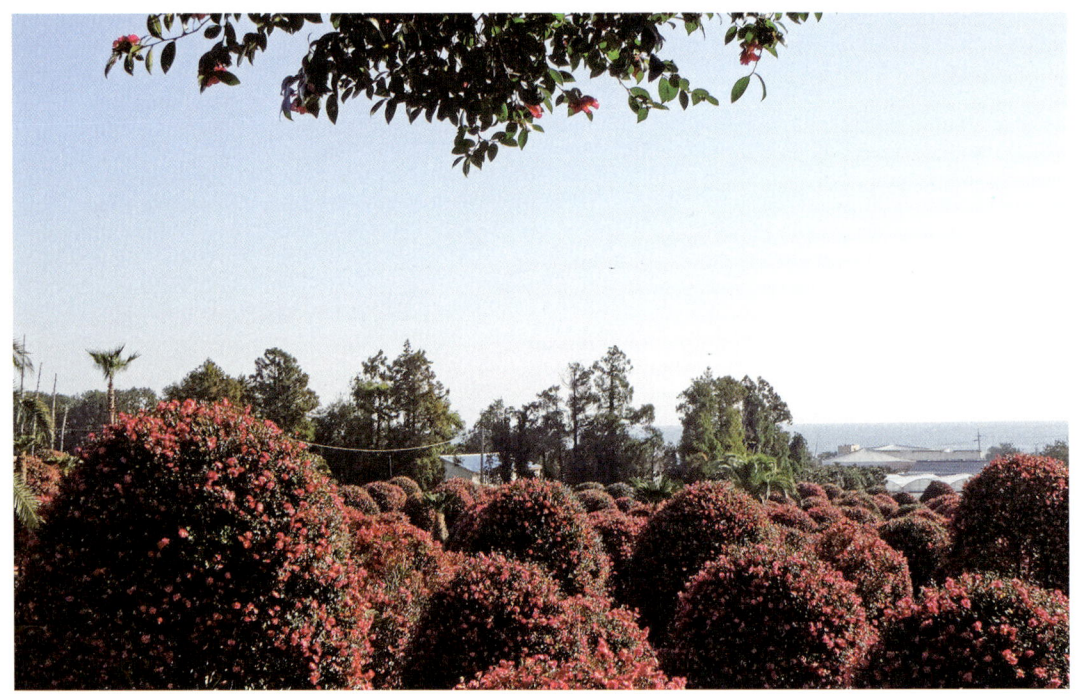

사려니숲길

한라산 동쪽 기슭에 있는 힐링명소다. 2017년 산림청이 '보전·연구형 국유림 명품 숲'으로 지정했다. '사려니'는 '신성한 숲' 혹은 '실 따위를 흩어지지 않게 동그랗게 포개어 감다'라는 뜻으로 숲길을 거니노라면 상쾌한 삼나무 향이 포개진 듯한 느낌을 받는다. 빽빽한 삼나무 외에 졸참나무, 서어나무, 때죽나무, 편백나무 등 다양한 수종이 서식하고 있다.

주소 제주시 조천읍 교래리 산 137-1 **전화** 064-900-8800

절물자연휴양림

안개가 끼는 날이면 몽환적인 분위기를 연출해, 유독 비가 오는 날 많은 이들이 찾아드는 숲이다. 빽빽하게 우거진 키 큰 삼나무를 따라 편안한 나무 데크 길도, 자연 그대로의 흙길도 이어진다. 모든 산책로는 경사가 낮고 완만해 어린이, 노약자, 장애인도 이용하기 편리하다. 절물이라는 이름은 근처에 약효가 좋은 물이 난다고 하여 유래되었다. 이곳의 약수는 신경통 및 위장병에 특효가 있다고 전해진다.

주소 제주시 명림로 584 **전화** 064-728-1510

비자림

제주도에 처음 생긴 삼림욕장으로, 단일 수종의 숲으로는 세계 최대 규모를 자랑한다. 수령 500~800년 된 비자나무 2,800여 그루가 하늘을 가릴 듯 우거져 있다. 숲의 가장자리에는 비자나무의 할아버지로 불리는 천년 비자나무가 있다. 높이 14m, 가슴높이 둘레 6m, 수관폭 15m로 바라보기만 해도 영험함이 느껴지는, 제주에서 가장 오래된 비자나무다.

주소 제주시 구좌읍 비자숲길 55 **전화** 064-710-7912

제주동백수목원

어른 키를 훌쩍 넘긴 키 큰 동백나무가 군락을 이룬 곳으로, 최근 겨울 제주 여행에서 가장 뜨거운 사진 명소로 떠올랐다. 이곳은 애초에 수목원을 차릴 생각으로 조성한 숲이 아니어서 공간은 그리 넓지 않다. 하지만 한 그루 한 그루 꽃다발처럼 다듬어진 40년 수령의 애기동백나무가 늘어선 공간은 동화 속 풍경 마냥 아름답다.

주소 서귀포시 남원읍 위미중앙로300번길 15
전화 064-764-4473

환상숲 곶자왈공원

제주의 진짜 자연을 볼 수 있는 곳이다. '곶'은 숲을 뜻하며, '자왈'은 나무와 덩굴, 암석 따위가 엉클어져 있는 장소를 의미한다. 이곳의 숲은 바위와 나무, 넝쿨이 얽히고 설켜 마치 영화 아바타에 나오는 정글 같다. 유네스코가 정한 생물권보전지역으로 제주산 양치식물과 삼광조, 팔색조 등 멸종위기의 새들도 만날 수 있다.

주소 제주시 한경면 녹차분재로 594-1 **전화** 064-772-248

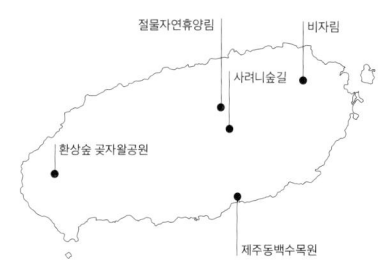

ⓘ 제주의 멍~ 여행지

제주에서 아무것도 하지 않고 싶지 않다면, 그저 멍~ 하고 싶다면 바로 이곳이다.
<아미북스>가 찾은 멍을 즐기기 좋은 곳을 소개한다.

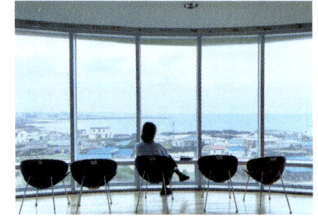

해녀박물관 전망대 : 비오는 바다 멍

구좌읍 세화리 백사장이 보이는 어촌마을에 자리한 박물관. 제주 여성의 상징인 '해녀'의 삶을 고스란히 간직하고 있다. 전시실은 총 세 곳으로 기본적인 해녀의 생활을 알 수 있는 1전시실, 해녀의 일터와 역사, 공동체 등을 상세히 알아보는 2전시실, 실제 해녀들의 생애를 통틀어 회고와 경험담을 들어볼 수 있는 3전시실이 있다. 박물관 3층에 올라가면 실제 해녀 작업장이 보이는 전망대가 있다. 전면이 통유리로 되어 있으며, 편히 앉을 의자까지 준비되어 있어, 비 오는 날 바다를 바라보며 멍~을 즐기기에 최적의 공간이다.

주소 제주시 구좌읍 해녀박물관길 26　**전화** 064-710-7771

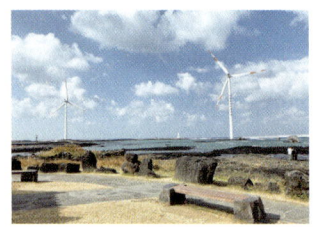

싱게물공원 : 풍차 멍, 일몰 멍, 낚시 멍

제주 드라이브 코스 중 손에 꼽히는 신창 해안도로에 자리하는 곳으로, 제주시의 숨은 비경 중 하나다. 바다 위에서 돌아가는 새하얀 풍력발전기와 어우러진 조형물들이 그야말로 이국적인 풍경을 보여준다. 공원 산책로 끝에는 바다로 이어지는 다리가 있는데, 이곳에서는 낚시도 가능하다. 이 공원이 가장 아름다운 순간은 노을이 질 때로, 즉 일몰 멍을 즐기기에 더없이 좋다. 단 바람에 대처할 복장은 단단히 챙길 것!

주소 제주시 한경면 신창리 1322-1

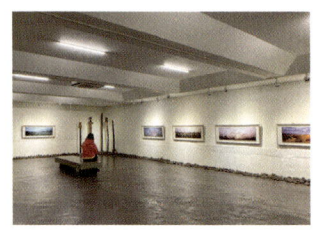

김영갑갤러리두모악 : 사진 멍

제주도를 사랑했던 사진작가, 김영갑 선생의 20여 년간의 작품들이 전시된 곳이다. 내부에는 두모악관, 하날오름관의 전시 공간이 있으며, 지금은 사라진 제주의 옛 모습과 쉽게 드러나지 않는 제주의 속살을 사진을 통해 마주할 수 있다. 전시실 중간중간 다리를 쉴 의자가 놓여 있어, 사진을 마주한 채 고요히 멍을 즐길 수 있다.

주소 서귀포시 성산읍 삼달로 137　**전화** 064-784-9907

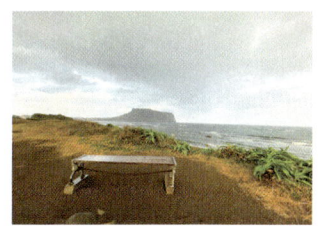

광치기해변 : 일출 멍

성산일출봉에서 섭지코지로 향하는 길목에 자리한 해변이다. 펄펄 끓던 용암이 바다와 만나 빠르게 굳어지며 형성된 지질구조가 특징으로, 썰물 때면 바닷물에 가려있던 비경들이 속속들이 드러난다. 성산일출봉의 옆모습을 시원스레 바라보며 멍~을 즐길 수 있는 작은 벤치가 마련되어 있다. 이른 아침에 찾으면 성산일출봉 옆으로 뜨는 해를 마주하며 일출 멍도 멍을 즐길 수 있다(단 연말연시는 피할 것).

주소 서귀포시 성산읍 섭지코지로 63

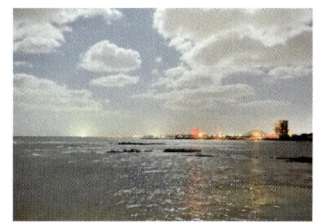

월정리 이등포해녀촌 앞 바다 : 달 멍

'달이 머문다'라는 뜻의 이름을 가진 월정리는 서정적인 풍경을 지닌 마을이다. 낮에는 에메랄드빛 바다가 한 폭의 그림처럼 펼쳐져 찾는 이들이 많은 곳이지만, 해가 지고 나면 그 어느 곳보다 고요해지는 마을이다. 보름달이 뜰 무렵 이곳을 찾으면, 칠흑같이 검은 제주 하늘에 뜬 달과, 잔잔한 바다 위로 부서지는 달빛을 호젓하게 즐길 수 있다. 해안가 인근에 저렴한 숙소가 많아, 달 멍 후 귀가를 걱정하지 않아도 된다. 여름보다는 겨울을 추천한다.

주소 제주시 구좌읍 해맞이해안로 480-1

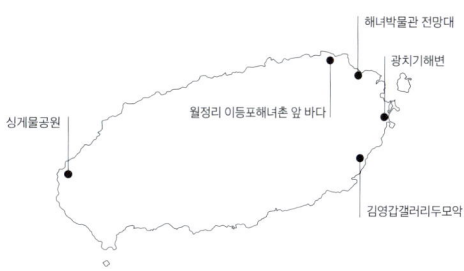

여행을 떠나는 아미
이정훈

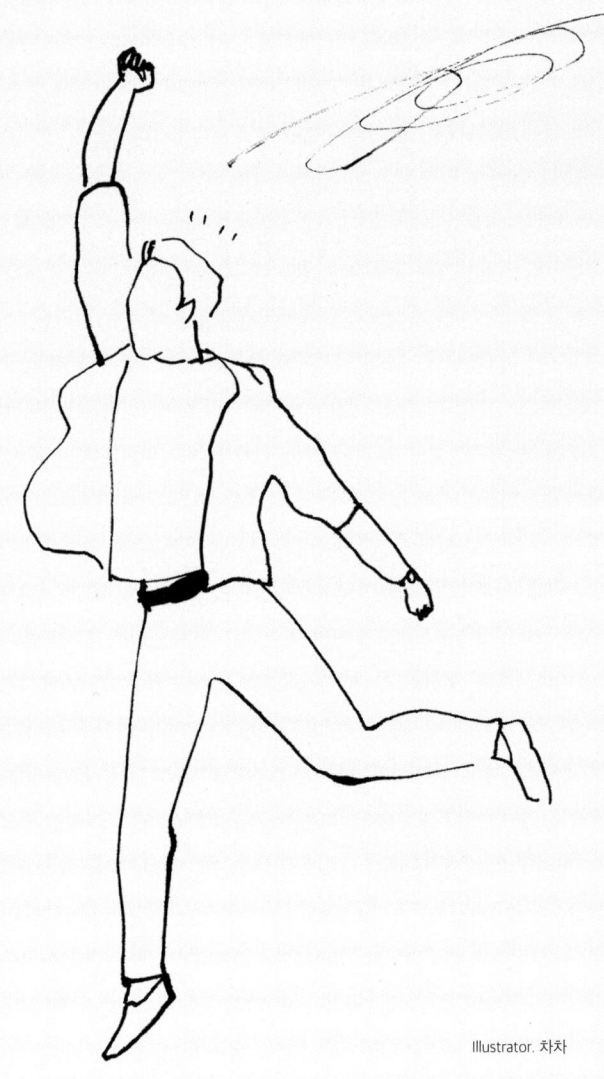

Illustrator. 차차

그의 과거

- 진단명 : 버킷림포마(혈액암) 4기
- 수술 일자 : 2015년 7월
- 치료 과정 : 항암치료
  항암제로 인한
  천공으로 위 절제 수술

그의 현재

위 절제 수술로 인한 흉터와
항암 부작용을 극복하고 있음.
다니던 회사에 복직하여
다시 일상으로 돌아가고 있지만,
이전보다 더 본인의 행복을
찾아가려 노력 중.
젊은 암 경험자들을 위한
생태계를 만들기 위해
<또봄>을 시작함.

그의 미래

젊은 암 경험자들이 서로
소통하며 행복하게 즐길 수 있는
<또봄>이 비영리 단체로
발전해 나갈 수 있게 하려고
고군 분투 중.

또
봄

또봄 사전적 뜻 : 한 해의 네 철 가운데 첫째 철.

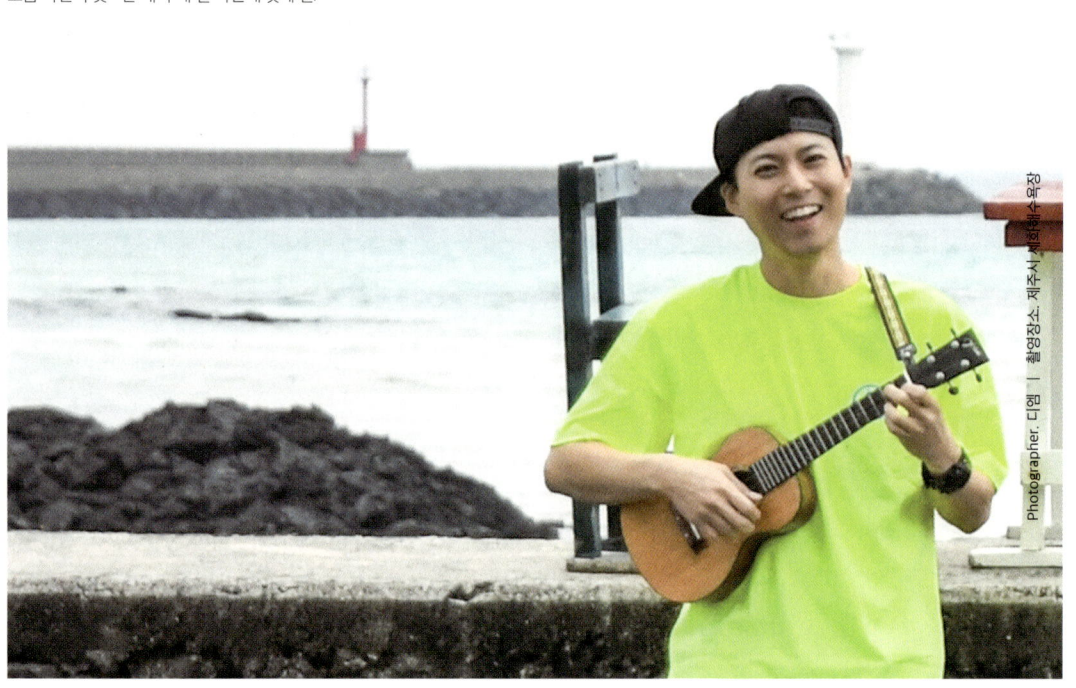

'당신의 건강한 모습을 다시 보고 싶다'
'또다시 봄'

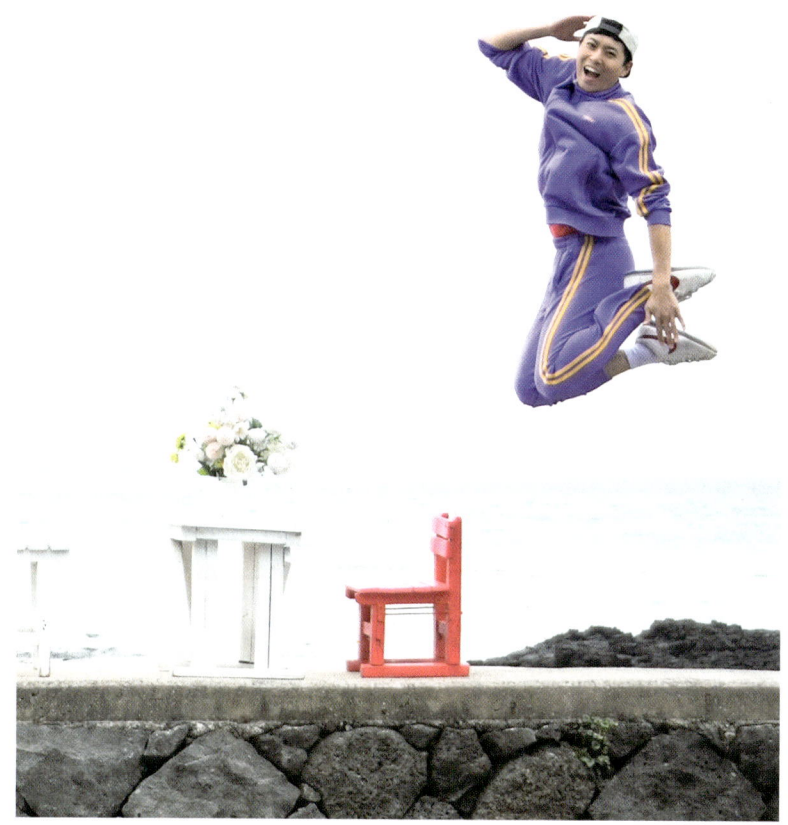

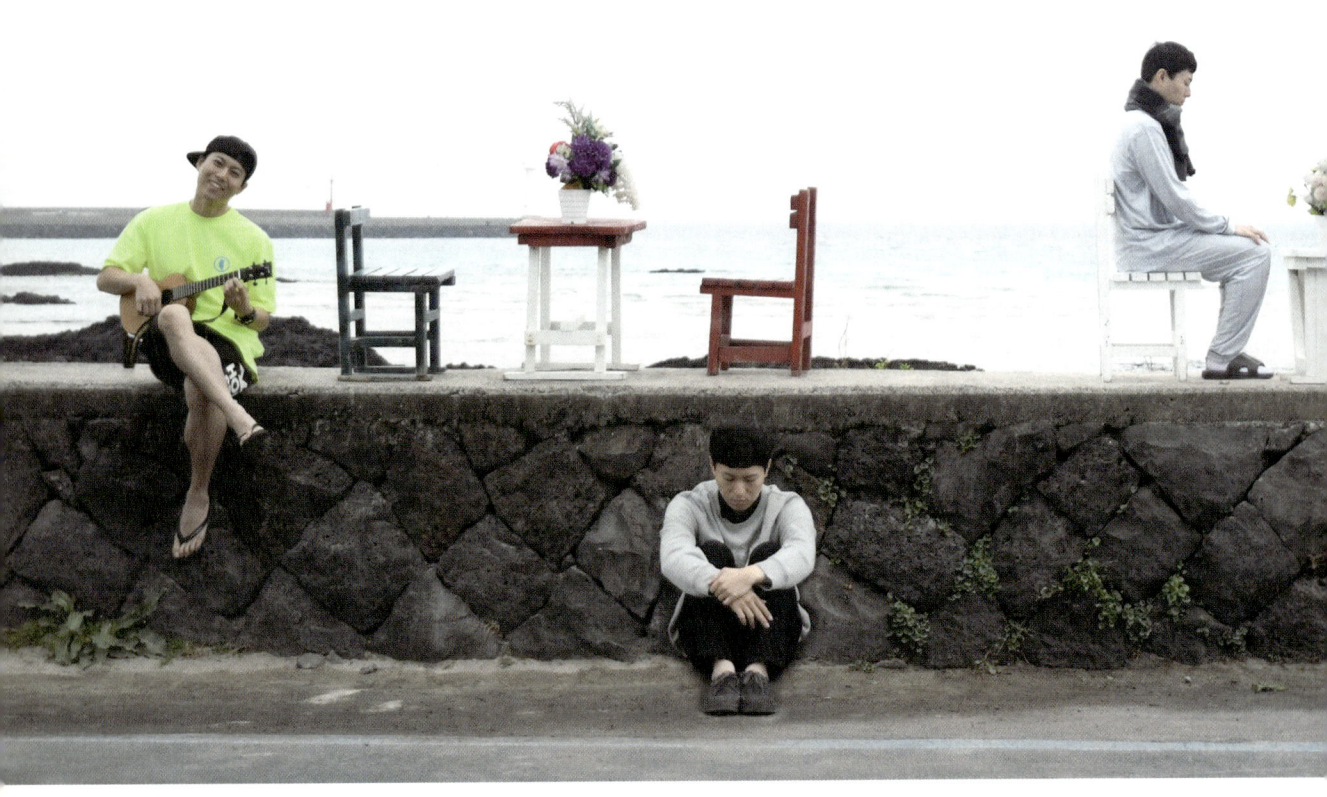

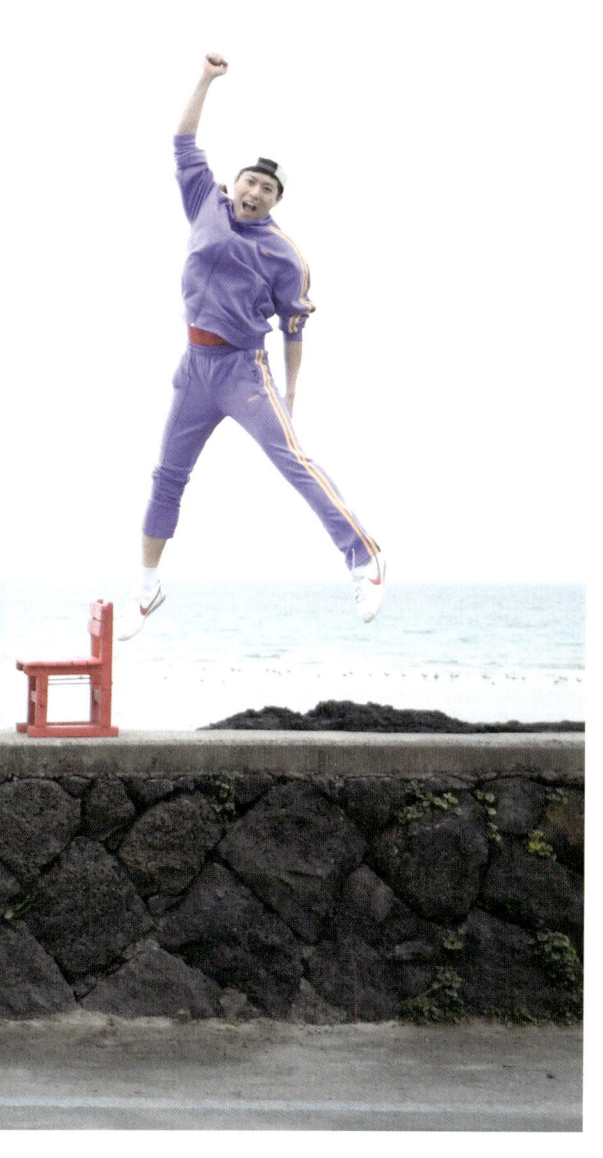

아픈 후 알게 됐다.
젊은 암 경험자들을 위한 제대로 된
지원도… 제도도…
없다는 사실을,
그로 인해 고통받는 사람들이
생각보다 많다는 것을…
어렵사리 사회에 복귀한 나는
많은 생각과 고민 끝에,
'젊은 암 경험자를 위한 비영리 기관'을
만들자 다짐했고,
*<또봄>이 탄생했다.
'또봄'의 뜻은
계절의 순서인 봄·여름·가을·겨울이 아닌
암 환자의 주기를 뜻한다.
'암 환자가 되기 전의 활발한 여름',
'암을 맞이한 외롭고 쓸쓸한 가을',
'치료가 진행되는 힘들고 추운 겨울',
'극복하고 새롭게 시작하는 봄'이란
의미를 담고 있다.

또봄
이삼십 대 암 경험자들의 비영리 커뮤니티다. 정기적인 모임을 통해 투병자와 경험자들 간, 서로의 재능을 공유하고 있다. 연간 행사로 국내외 여행 캠프를 진행하고 있으며, 장기적으로 청년 암 경험자들을 위한 지원정책이나 활동 등을 만들어 나갈 예정이다.

서
핑

서핑 사전적 뜻 : 파도타기.

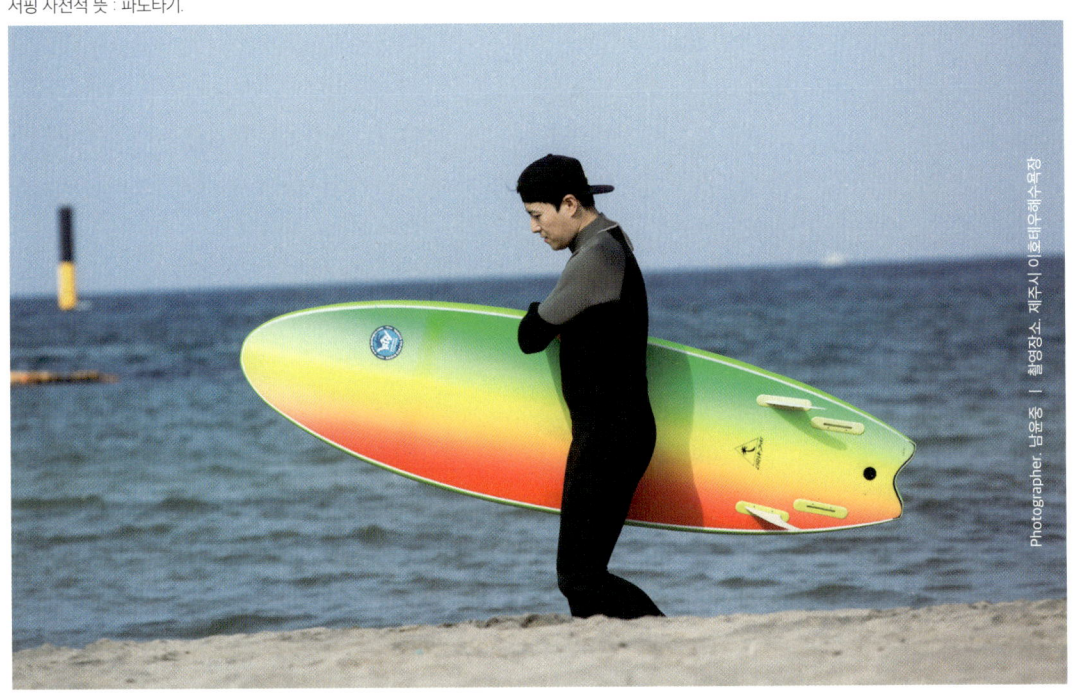

Photographer. 남윤중 | 촬영장소 제주시 이호테우해수욕장

큰 힘을 들이지 않고도
할 수 있는 스포츠

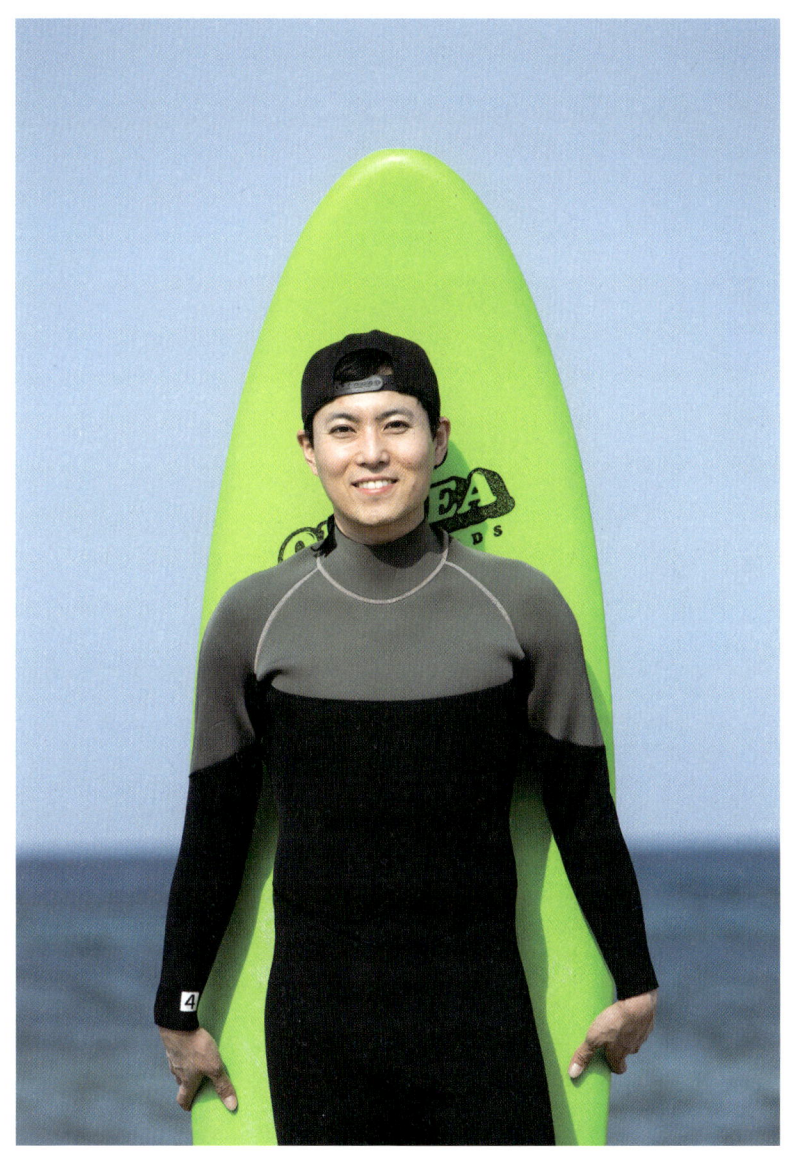

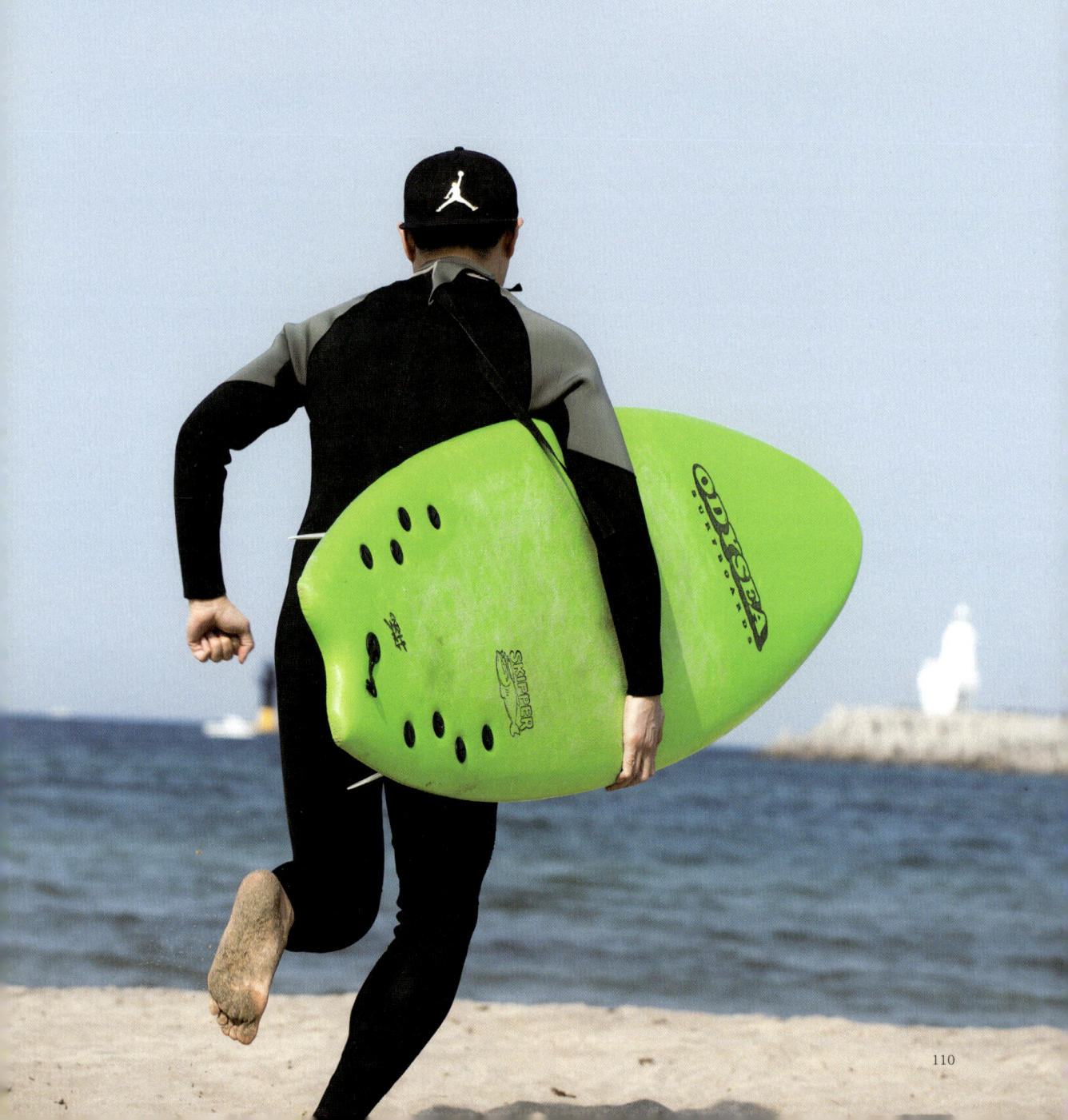

호주 골드코스트는
나에게 새로운 시작과 경험을 선물한 곳이다.
이곳에서 생에 첫 서핑을 경험했고,
파도의 숨결을 만나며,
'서핑은 큰 힘을 들이지 않고도 할 수 있는
스포츠'라는 것도 알게 됐다.
항암 치료로 근육이 다 사라져버린 나도
바다 위에 올라설 수 있었고
파도에 몸을 맡긴 순간
'다시 시작할 수 있겠구나'
'나는 아직 괜찮구나'
라는 것을 느꼈다.

행
복

행복 사전적 뜻 : 복된 좋은 운수.

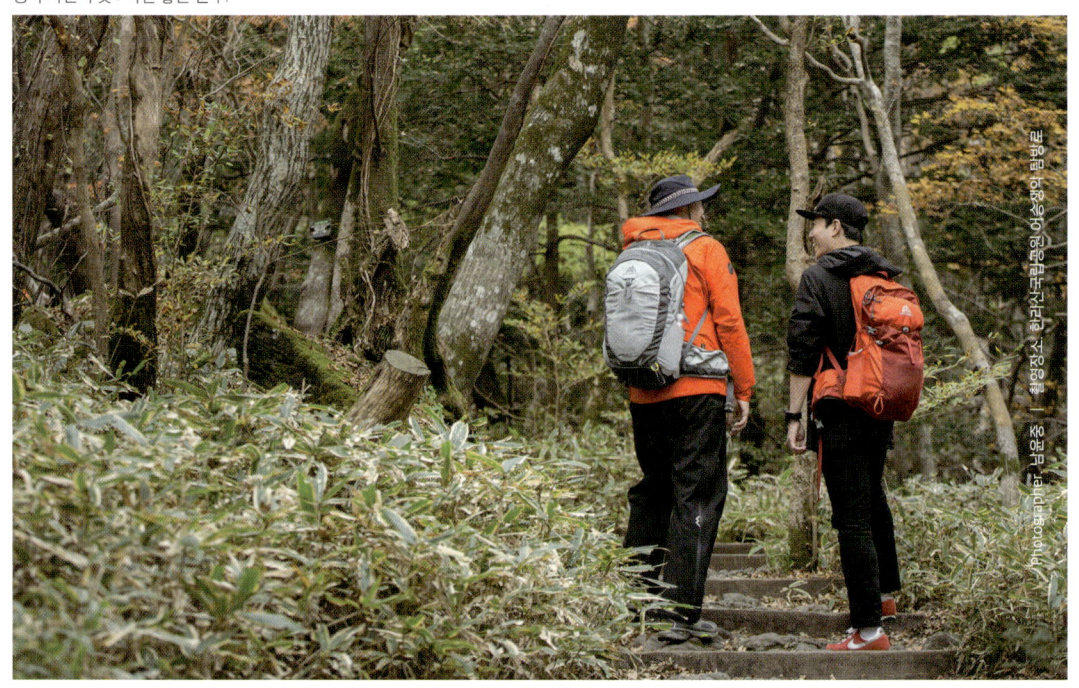

'1번은 나' 그리고
'같이할 수 있는 사람들'

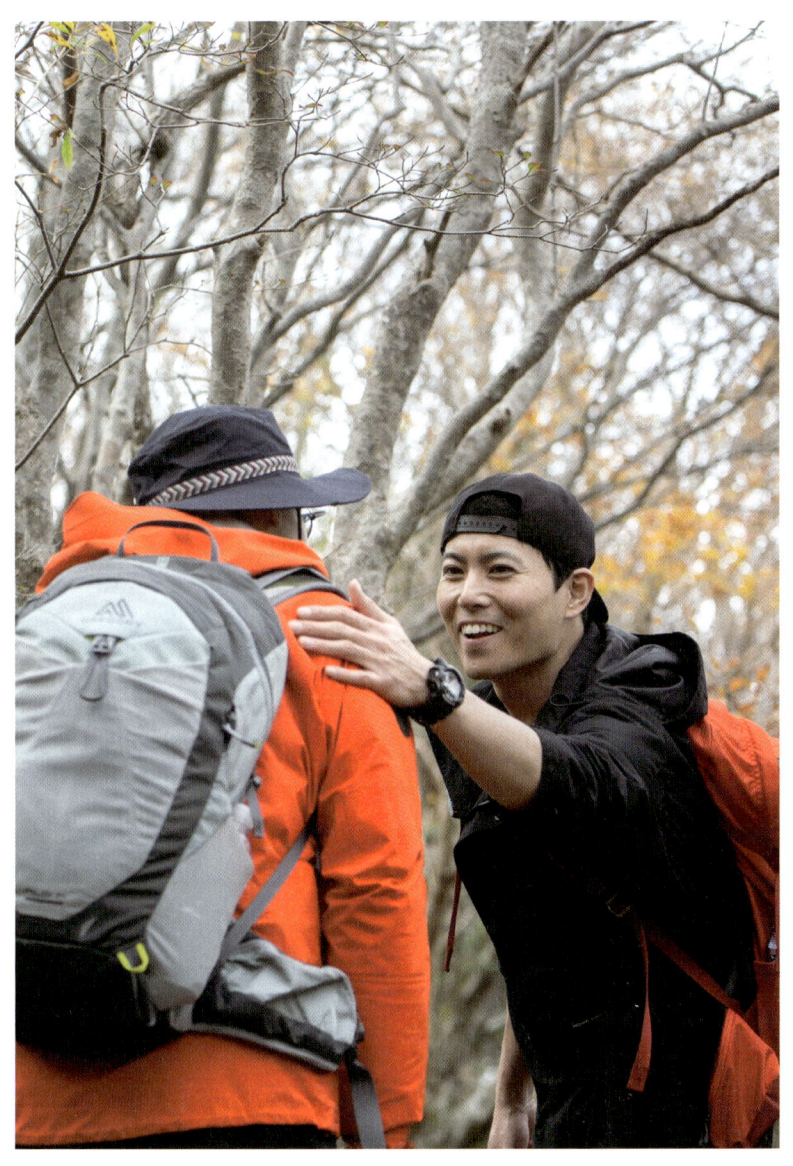

아프고 난 후 세상을 대하는
나의 자세가 바뀔 줄 알았다.
하지만 사회로 복귀 후 시간이 흐를수록
다시 현실과 타협하고 있는 나를 발견한다.
그래도 한 가지 변한 게 있다.
매사에 '이것이 나의 행복을 위한 것인가'를
생각한다는 것이다.
아프면서 배운 가장 큰 깨달음은
'내가 행복해야 남들도 행복하게 해줄 수 있다는 것'이다.
그리고 혼자가 아닌 무엇이든 같이할 수 있는 사람이 있으면
더 좋다는 것도 알게 되었다.
그래서 나에게 행복은
'1번은 나' 그리고 '같이할 수 있는 사람들'이다.

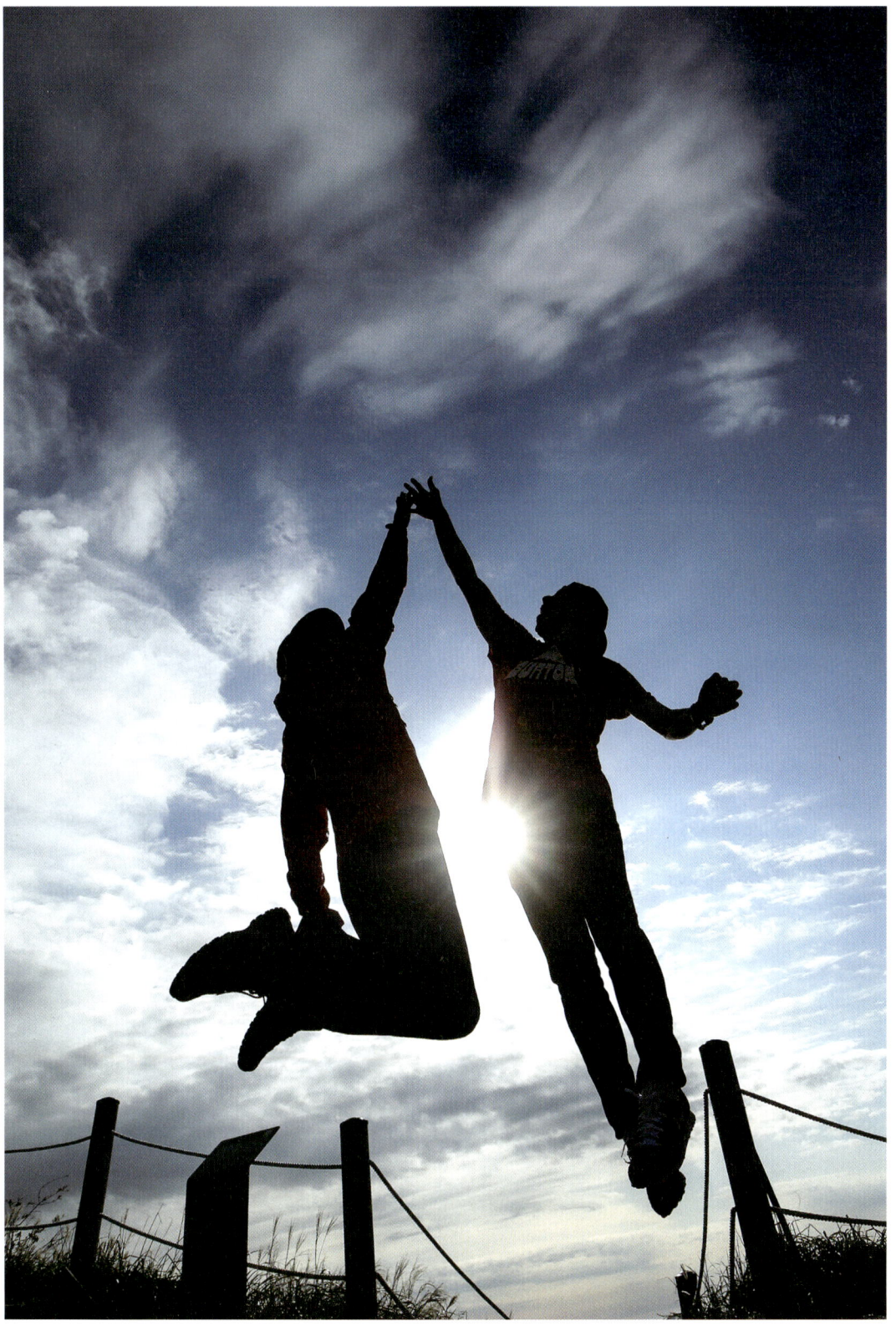

커
피

커피 사전적 뜻 : 커피나무의 열매를 볶아서 간 가루.

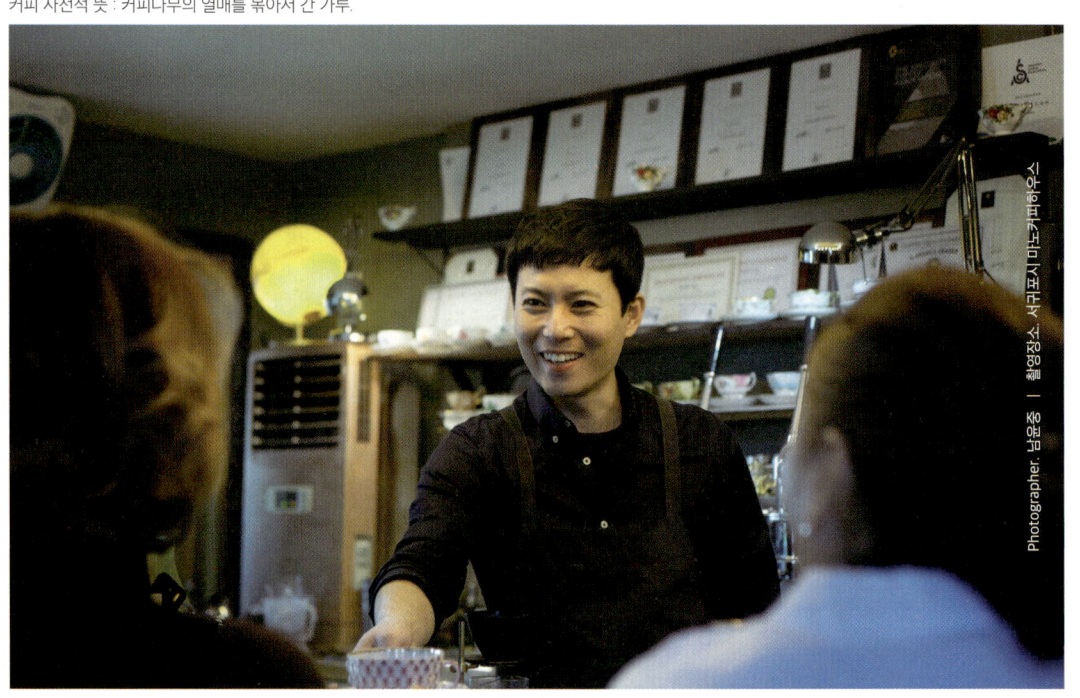

Photographer. 남윤중 | 촬영장소. 서귀포시 마노커피하우스

술 대신 선택한 나눔,
좋아함의 표현

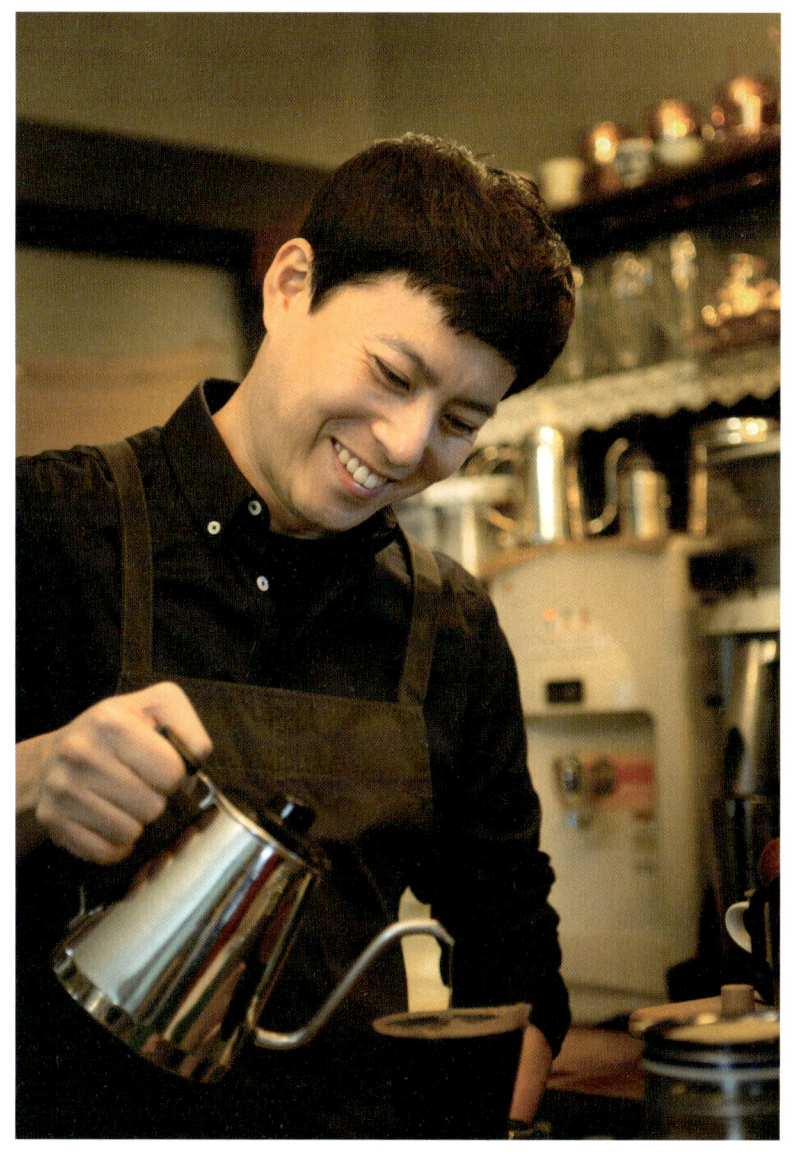

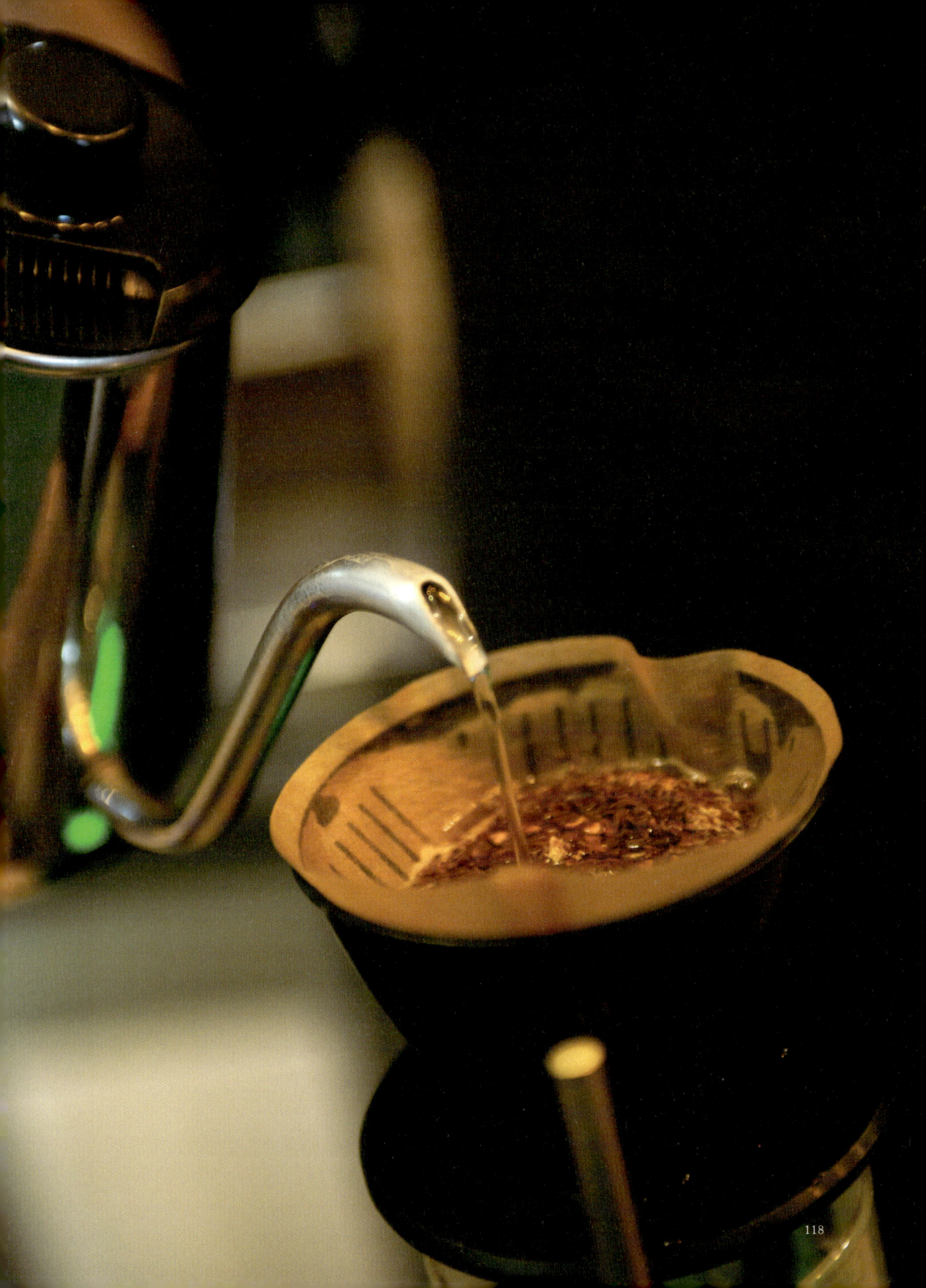

암 환자가 되기 전
사람들을 만나면 어김없이 술을 즐겼다.
내 손으로 폭탄주를 만들어 나누고
술잔을 부딪치며 웃었다.
암 환자가 된 후 술을 끊었다.
지금의 나를 위해,
그리고 앞으로의 나를 위해…
그러면서 알게 됐다.
내가 술을 좋아한다기보다
그때의 분위기를 즐겼다는 것을.
이제 나의 선택은 커피다.
내가 좋아하는 이들에게
폭탄주 대신 나만의 커피를 만들어
커피를 사이에 두고 그들과 이야기를
나누고 싶다.
그래서 요즘 난
사람들과 카페에 간다.

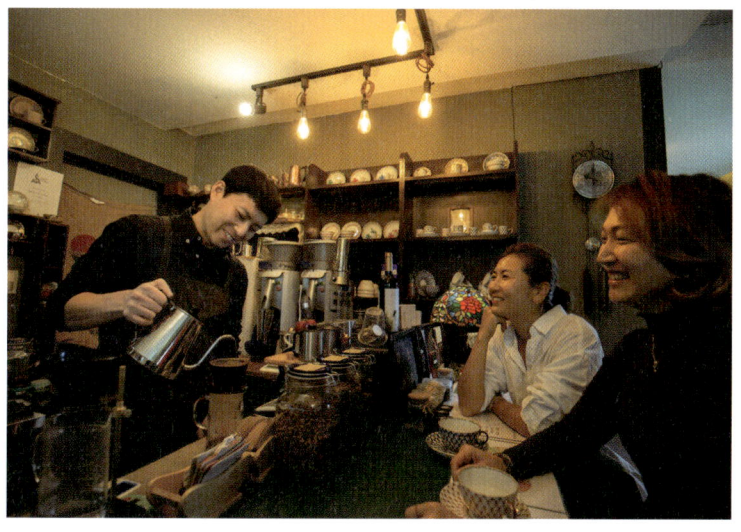

변
　화

변화 사전적 뜻 : 사물의 성질, 모양, 상태 따위가 바뀌어 달라짐.

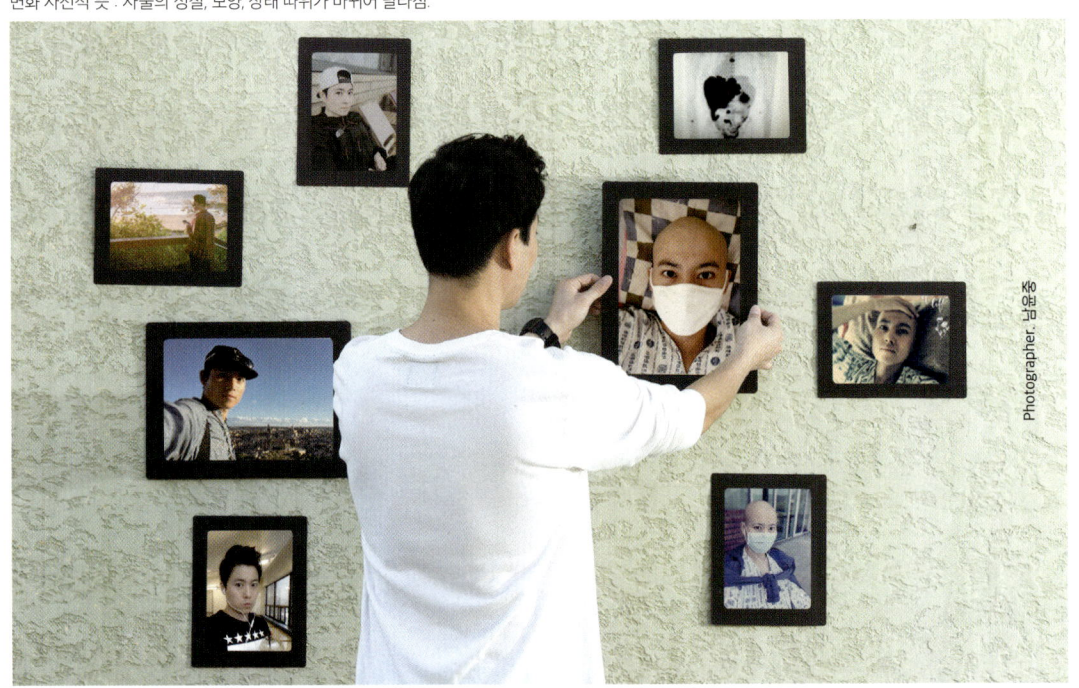

받아들이면 편해지는 것

난 온몸에 암이 전이된 상태로 발견되었다.
너무 위급한 상황이었던 터라
고민할 새도 없이 항암 치료가 시작됐고,
3일 만에 10kg 이상이 빠졌다.
하지만 난 나의 초긍정주의로
몸의 변화를 받아들였다.
나약해진 몸을 탓하기보단
'맞지 않던 슬림핏 옷들이 맞기 시작하네~'라며
기분 좋은 변화인양 자신을 스스로 다독였다.
변화란 받아들이고 나면
더 편안해지고
행복해 질 기회이기도 하다.

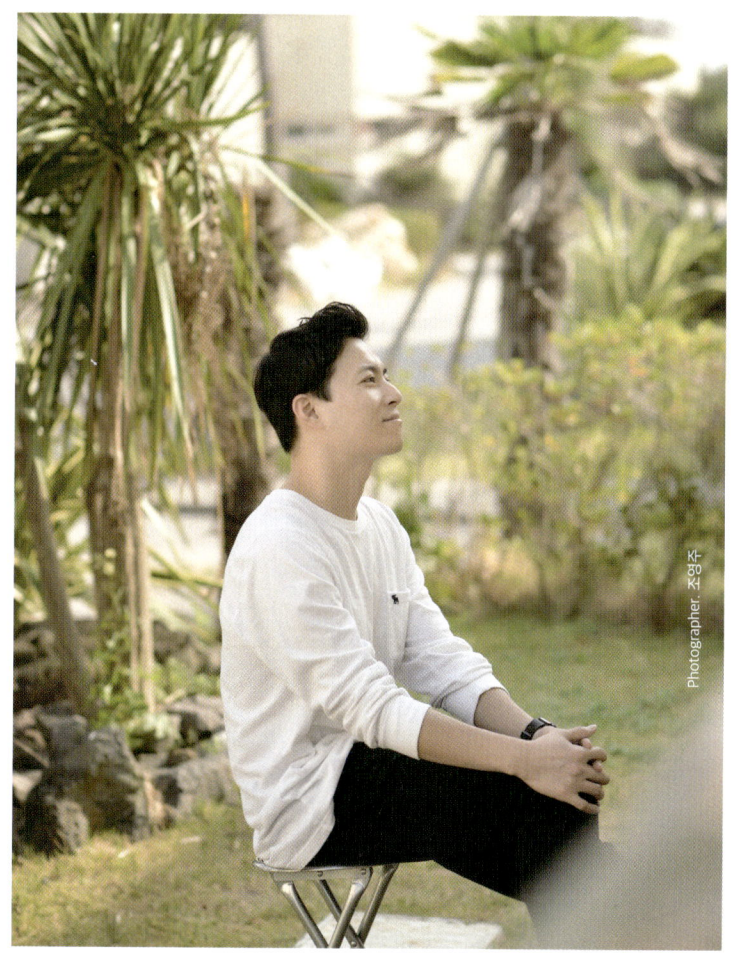

Photographer. 조영주

사
회
복
귀

사회 복귀 사전적 뜻 : 중독·손상·질병으로 인해 신체의 기능 장애가 발생한 후, 신체 전체 또는 특정 부분을 정상 또는 그에 가깝도록 회복시켜 일상생활을 가능하도록 하는 과정. 또는 할 수 있게 된 상태.

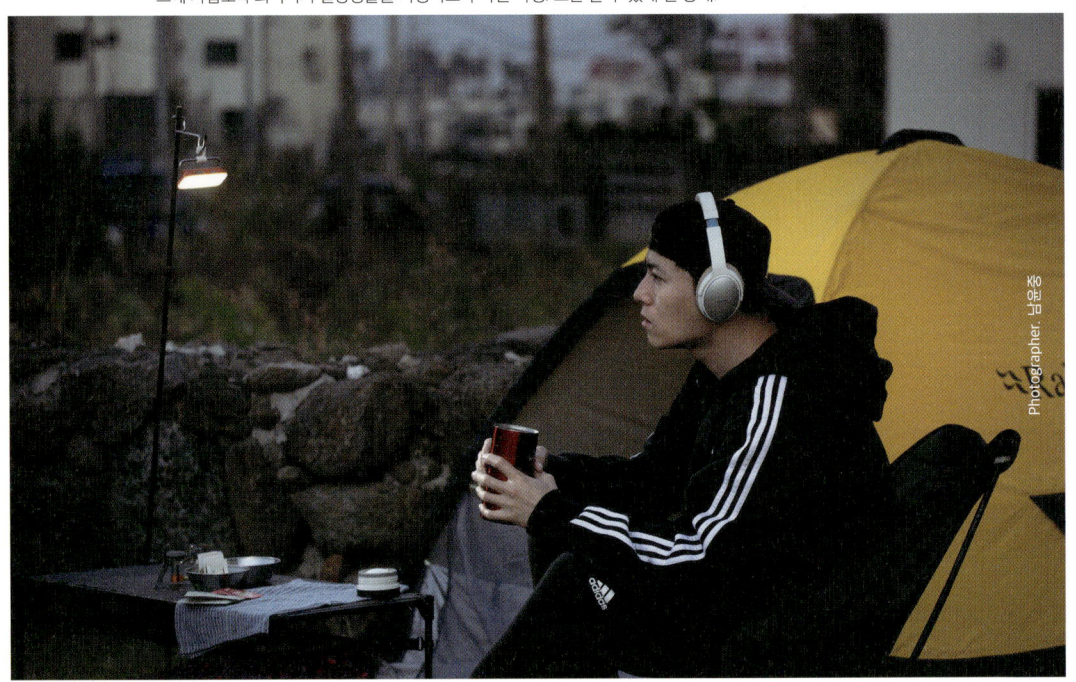

인식의 변화가 필요해

대부분의 암 경험자들은 암을 극복한 후,
다녔던 회사를 그만두는 경우가 많다.
투병으로 인한 공백 기간에 대한 부담감과
동료들에 대한 미안함 때문이다.
또 다른 이유로는
'같은 일을 하면 재발이 되지 않을까?'하는
두려움으로 먼저 포기를 해버리는 경우다.
나는 운 좋게 원래 다니던 직장에
안정적으로 복귀할 수 있었다.
공백 기간이 짧았던 것도 있지만
남아있던 팀원들의 배려가 컸기 때문이다.
하지만 복귀 후 마주한 현실은 녹록지 않았다.
암 경험자들은 누구보다
정신적으로 강한 사람들이다.
하지만 암 경험자를 바라보는 사회의 인식과 시선은
예나 지금이나 조금도 변하지 않았다.
여전히 약하고 아픈 사람으로 바라본다.
암 경험자에 대한 인식이 변한다면
암 경험자들이 하루라도 더 빨리 사회에
복귀 할 수 있을 것이다.
나아가 더 의미 있는,
가치 있는 일을 할 수 있을 것이다.

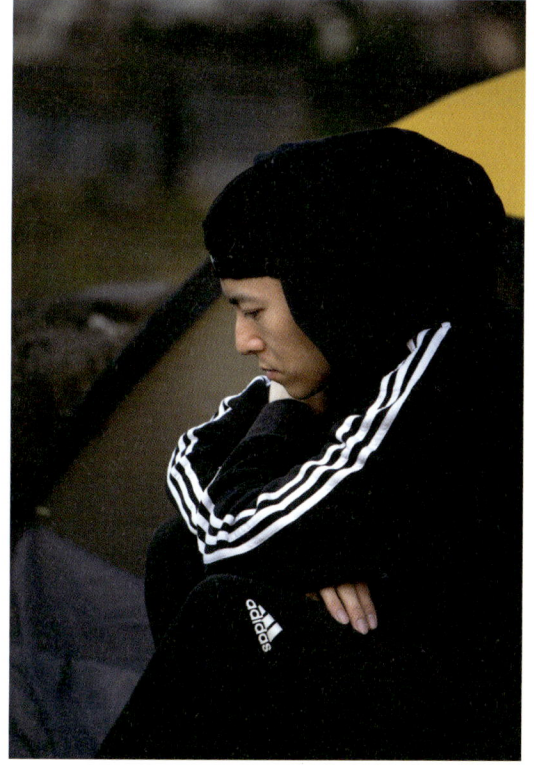

여
행

여행 사전적 뜻 : 일이나 유람을 목적으로 다른 고장이나 외국에 가는 일.

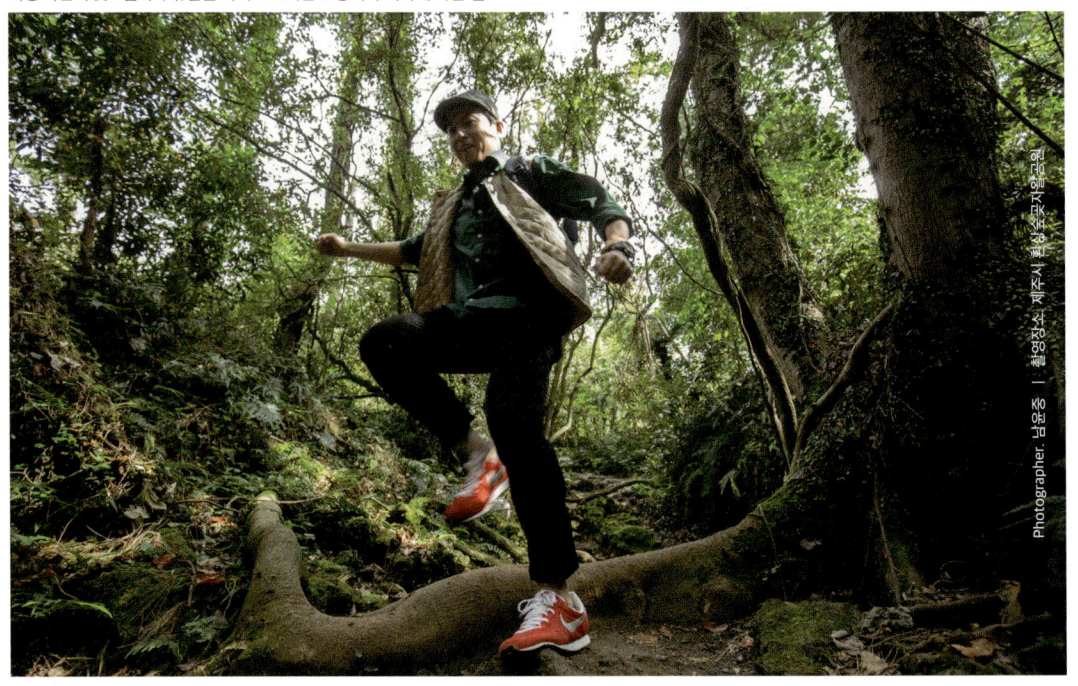

Photographer. 남윤중 | 촬영장소 제주시 환상숲곶자왈공원

내가 암을 이긴 원동력

124

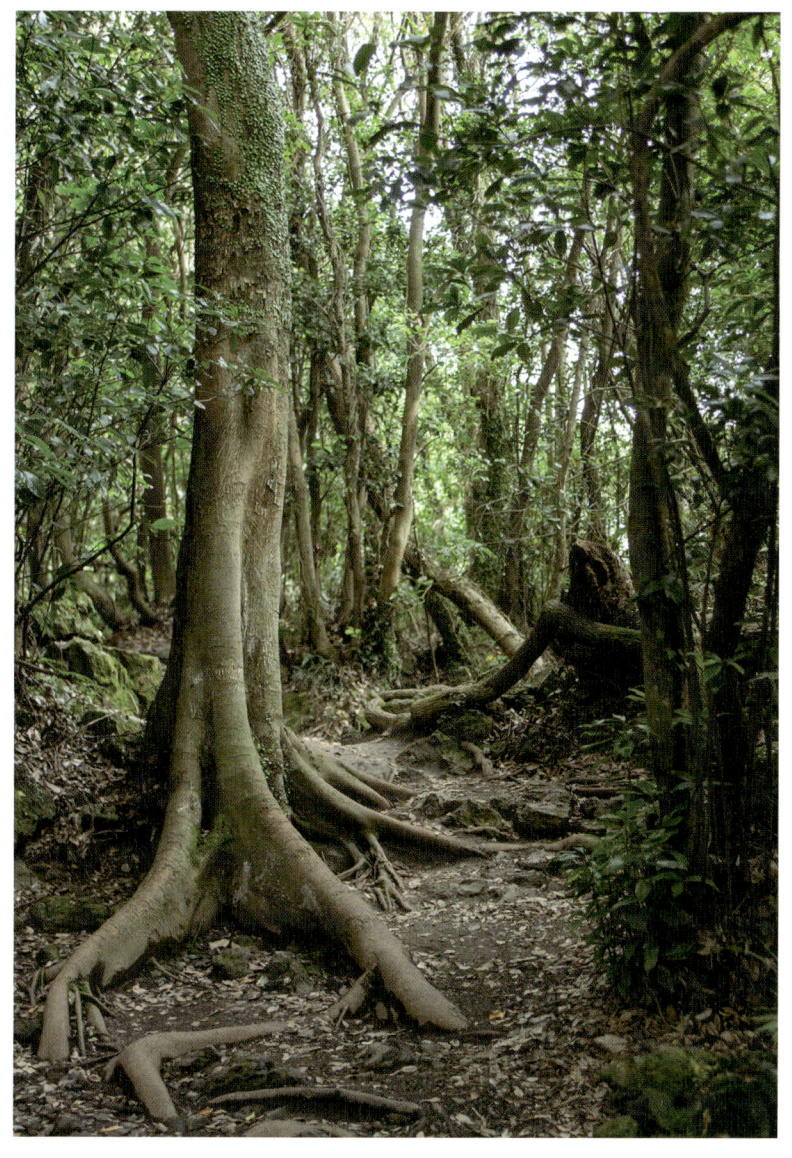

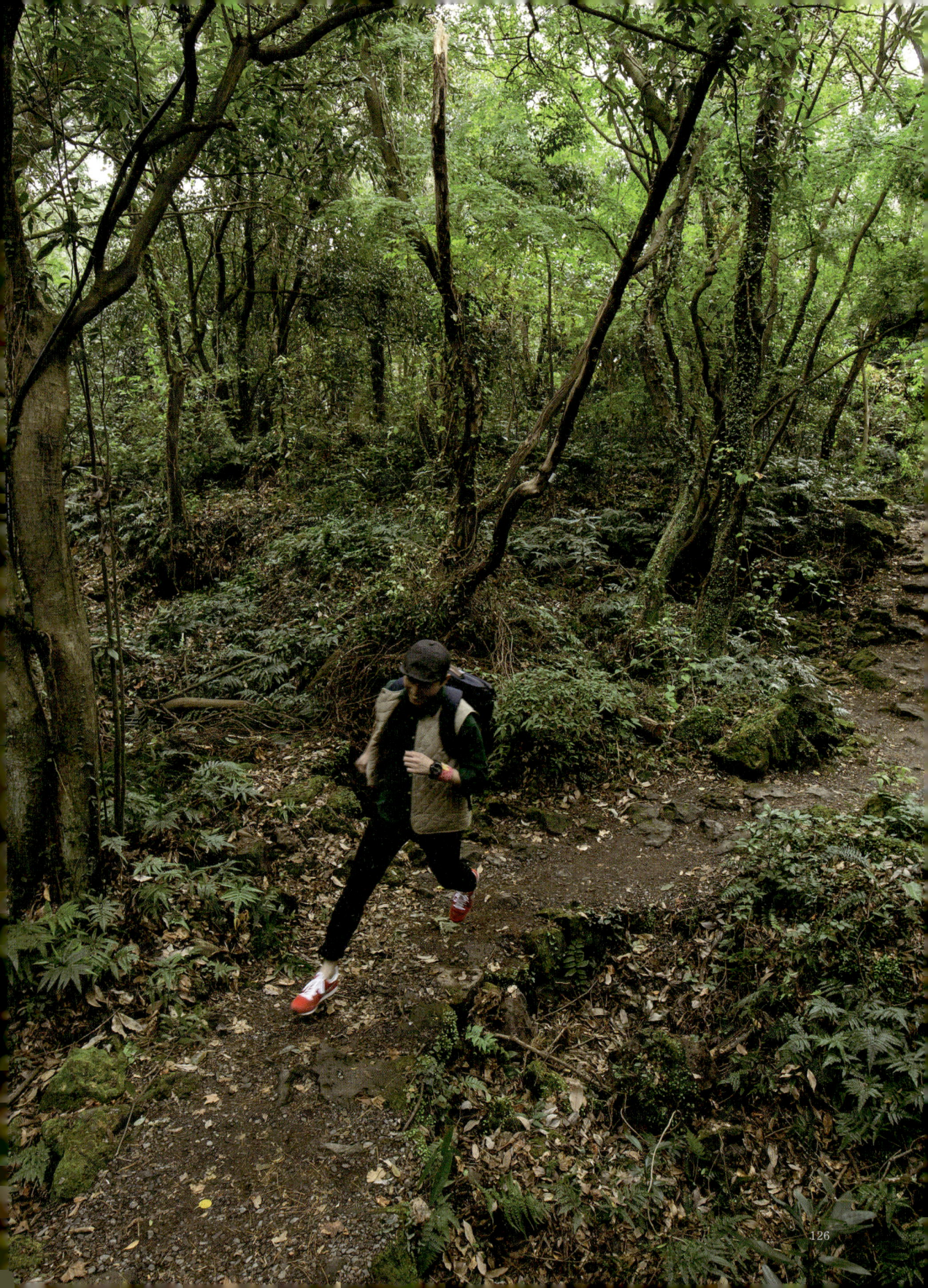

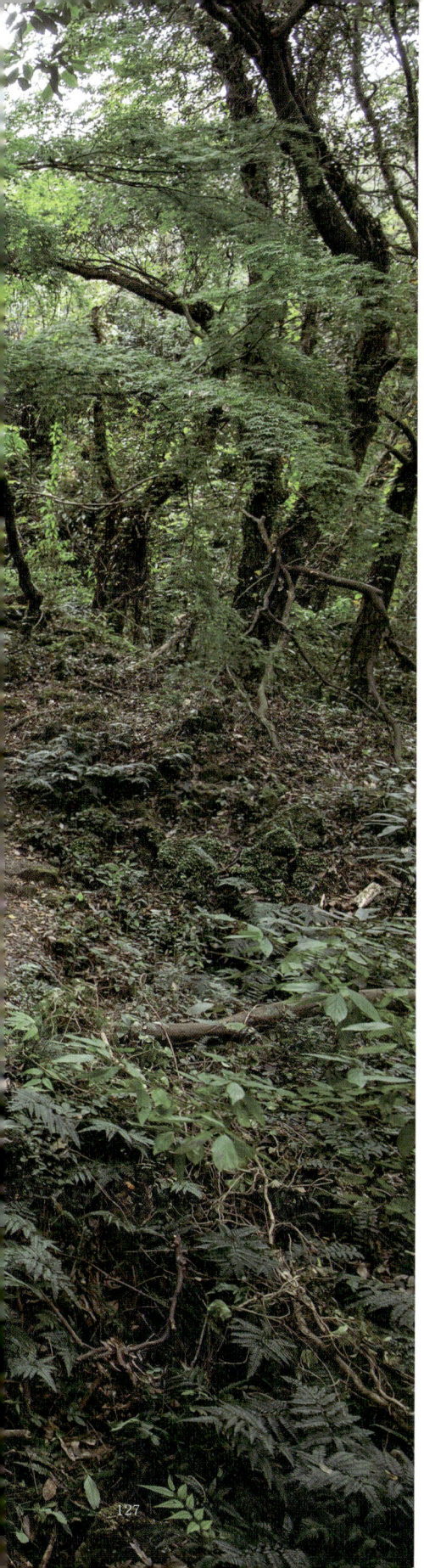

나는 여행이 좋다.
내 일상의 자극이 되고, 낯선 땅에서
새로운 사람들과 다양한 문화를 경험 하다 보면
그동안의 스트레스가 풀리면서
내가 살아나는 느낌을 받기 때문이다.
여행은 내가 암을 이겨낸 원동력이기도 하다.
투병 중 여행에 대한 바람으로 빠른 회복이 이루어졌고,
항암 치료를 마친 후 바로 여행을 떠날 수 있었다.
40세가 되기 전 '40개국을 가보자'라는 목표도 달성했다.
이런 여행의 기록들은 나에게
'여행작가'라는 타이틀을 선물했다.
그리고 여전히 난 여행에 대한 목마름이 크다.
언젠가 기회가 된다면 아미들과
따로 또 같이 세계 일주를 하고 싶다.

ℹ️ 제주 서핑 정보

제주는 사계절 좋은 파도를 만날 수 있는 국내의 대표적인 서핑 명소이다. 계절에 따라 불어오는 바람의 방향은 달라지지만, 바다로 둘러싸인 섬이기에 아무 문제가 되지 않는다. 즉 일 년 내내 다양한 파도를 즐길 수 있다.

서핑의 시작은 이렇게!

처음 서핑을 시작한다면 반드시 강습을 추천한다. 파도를 보는 법, 서프보드에 서는 법 등 기본기와 주의사항을 익히면 바로 바다로 나갈 수 있다. 여름철 성수기에는 옆에 언급된 모든 해수욕장에 강사가 상주하고 있어 바로 신청할 수 있지만, 그 외의 시기에는 미리 서핑 숍을 검색해 예약해야 한다. 강습 없이 장비만 대여할 수도 있으며, 휴가 시즌엔 해수욕장에서 직접 대여가 가능하다. 시즌이 아닌 경우는 인근 서핑 숍에 요청해 해수욕장에서 장비를 받을 수 있다.

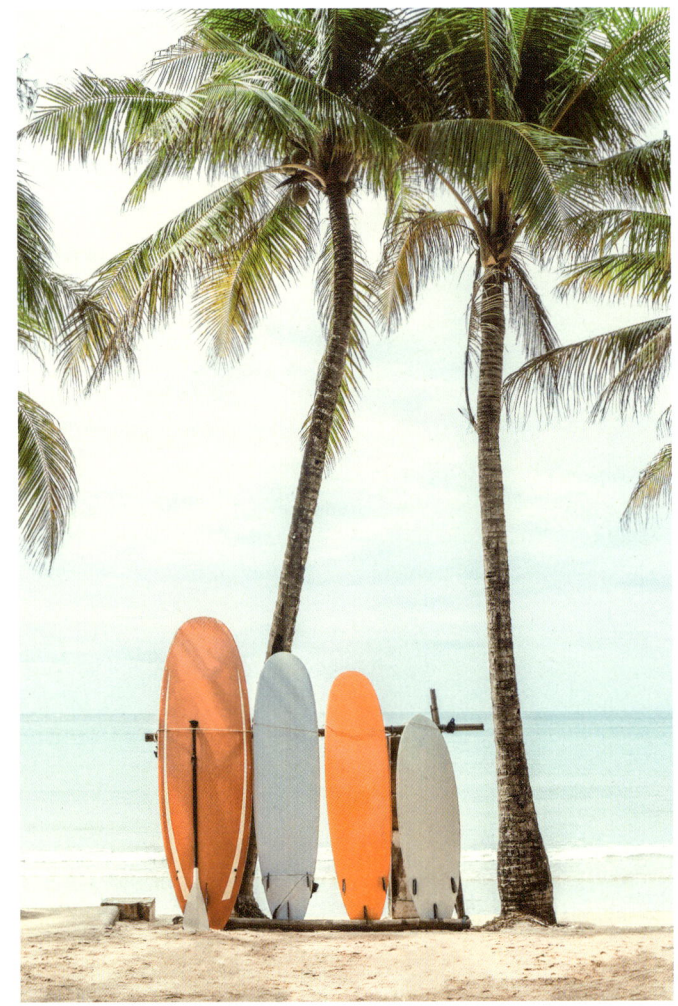

이호테우해수욕장

빨갛고 하얀 두 마리의 말 등대가 사이좋게 지켜주는 바다로, 제주 겨울 서핑의 대표명소다. 늦가을부터 봄까지 서핑을 즐길 수 있으나, 겨울철에는 서핑 슈트라고 불리는 두꺼운 수영복을 반드시 착용해야 한다. 제주국제공항에서 가장 가깝고, 이른 아침에도 서핑을 즐길 수 있어 여행 중 잠깐 서핑을 체험하기에 좋다. 또한, 바닷속 암초나 날카로운 현무암이 거의 없어 초보자도 안전하게 서핑을 즐길 수 있다. 11월 말에는 <노스쇼어 페스티벌>이 열린다.

곽지해수욕장

서핑과 캠핑을 동시에 즐길 수 있는 스팟이다. 왼쪽으로는 협재해수욕장이, 오른쪽으로는 이호테우해수욕장이 있으며, 해안이 북쪽을 향하고 있어 파도가 그리 높지 않아 서핑 초보자들이 이용하기에 좋다. 백사장 뒤로 소나무숲과 적십자 청소년수련장이 마련되어 있어 회사나 각종 단체 모임장소로도 많이 이용된다.

색달해수욕장

우리나라 첫 서핑 클럽이 탄생한 곳으로 제주 서핑의 메카. 남동쪽 조류의 영향을 받아 5월부터 10월까지 양질의 파도를 만날 수 있다. 해변 내 서핑할 수 있는 구역 또한 300~400m로 다른 해수욕장에 비해 넓은 편에 속한다. 초보들이 이용하기 좋은 '비치 브레이크(beach break)'부터 큰 파도를 탈 수 있는 '리프 브레이크(reef break)'까지 다양한 서핑 포인트가 있다. 매년 6월 <제주 중문비치 국제서핑대회>가 열린다.

월정리해수욕장

새하얀 모래와 에메랄드빛 투명한 바다가 이국적인 정취를 자아내는 바다로, 계절에 상관없이 좋은 파도가 때때로 밀려온다. 따라서 시즌이 정해져 있지 않아, 여행자들보다는 현지인들이 즐겨 찾는 서핑 지점이다. 서핑 후엔 해안도로를 따라 드라이브를 즐기기에 좋다.

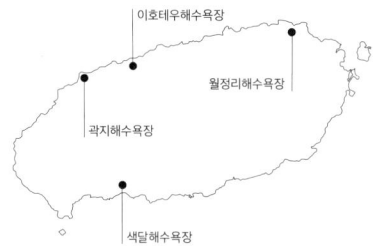

ⓘ 제주의 이색 커피 명소

물맛 좋은 제주에는 커피 맛 좋고, 분위기 좋은 카페들이 즐비하다. 그 많은 카페 중 커피에 대한 남다른 고집을 엿볼 수 있는 곳들이 있다. 커피를 제주의 자연으로, 문화로, 철학으로 받아들인 곳들을 소개한다.

제주커피수목원

제주의 화산지형에서 커피 묘목 재배에 성공한 곳. 자라는 커피나무를 직접 볼 수 있다. 생두로 만든 커피와 커피와인, 커피꼬냑을 생산 판매하며, 커피수목원 투어와 체험까지 가능하다. 특히 이곳에서 만들어진 제품들은 모두 깨끗한 화산수를 사용해 유독 물맛이 좋다. 커피수목원 바로 뒤에는 추사 김정희가 제주도에 유배돼 세한도를 그린 대정현이 자리 잡고 있다.

주소 서귀포시 안덕면 사계리 3136　**전화** 010-5955-8813

제주커피박물관 바움 Baum

나무, 숲과 함께 다채로운 커피의 향을 즐길 수 있는 곳 본래 이곳은 한국과 일본을 잇는 해저 광케이블이 있던 국가시설로 수십 년간 민간인의 출입이 제한되어 있었다. 즉 사람의 손때를 타지 않은 우거진 나무숲을 만날 수 있다. 1층 전시관에서는 상식 이상의 커피 지식을 채울 수 있으며, 2층은 카페, 3층은 나무 데크와 의자가 있어 새소리를 들으며 커피 향을 즐길 수 있다. 단, 커피를 마시는 관광객만 박물관 관람이 가능하다.

주소 서귀포시 성산읍 서성일로1168번길 89-17　**전화** 064-784-2255

마노커피하우스

커피 한잔에 건강을 담아 건네는 곳. 커피를 마시는 이들의 건강을 최우선으로 생각하는 카페다. 커피 감정사 자격증까지 딴 주인장이 직접 좋은 생두를 선별하고, 로스팅한다. 특히 매일 소량의 커피를 태우지 않고 로스팅하는 것이 철칙으로, 이곳을 찾는 모든 이들에게 신선하고 건강한 커피를 대접하는 것이 주인장의 목표다. 세계 3대 커피를 마실 수 있고, 사장님의 친절한 설명으로 커피의 신세계도 알게 되는 곳이다.

주소 서귀포시 중문상로 97　**전화** 010-9121-7373

화실커피

일평생 제주의 풍경을 고집스레 그렸던 故 김택화(1940~2006) 화가의 미술관 2층에 자리한 카페다. 김택화 화가는 제주에서 나고 자란 사람 중 처음으로 현대 미술을 전공한 인물로 평생 제주의 풍광을 그렸다. 제주에서 한 번쯤 마셔보게 되는 한라산 소주의 메인 라벨이 김택화 화가의 작품이다. 화가는 2003년 암 진단 이후 2006년 사망하기까지, 풍경을 직접 보고 그리는 대신 기억과 상상에 의존해 제주 풍경을 그렸다고 한다. 그 작품들을 이곳에 가면 만날 수 있다. 미술관 2층의 화실커피 역시 분위기가 카페보다는 전시실에 가까운 분위기를 연출한다. 조각을 전공한 故 김택화 화가의 아들이 폐목을 모아 직접 만든 의자로 꾸몄기 때문이다. 더불어 이곳에선 13년 차 전문 바리스타의 기품있는 로스팅 커피 맛도 경험할 수 있다.

주소 제주특별자치도 제주시 조천읍 신흥로 1　**전화** 070-8778-0627

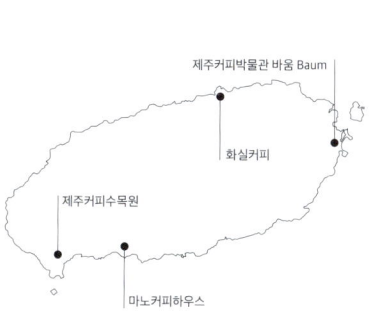

제주커피박물관 바움 Baum
화실커피
제주커피수목원
마노커피하우스

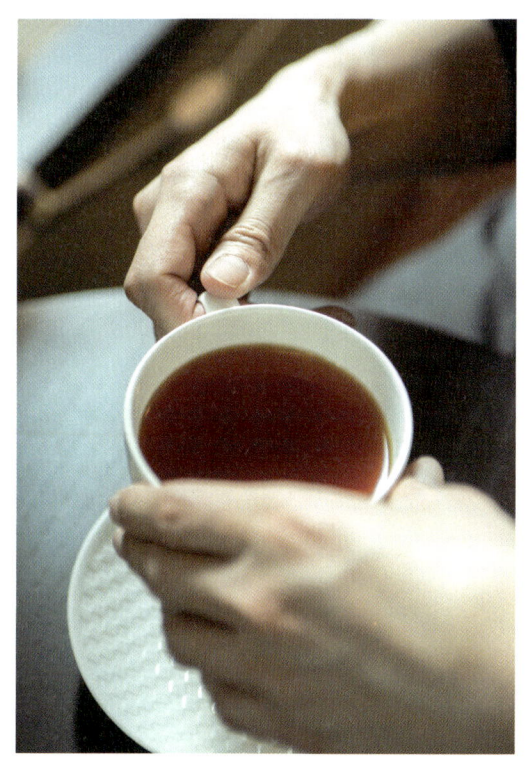

'암'이어서
하고 싶었던

'암'이기에
꼭 해야만 했던
이야기들

에디터 : 이현주
사진 : 디엠
이야기해 주신 분들 : 조진희, 유정윤, 이정훈, 정승훈

암에 걸리고 나면 많은 것들이 바뀝니다.
일차적으론 아픈 몸이 변하고, 몸에 따라 마음도, 생활 방식도…
그리고 암에 걸린 '나'를 바라보는 사람들의 시선도 변화합니다.
그 과정에서 많은 암 경험자들은 '속앓이'를 할 수밖에 없습니다.
누가 물어 주지 않기에 앞서 말할 수도,
누가 따져 묻지 않기에 먼저 설명할 수도 없었던
오해와 배려의 이야기들을 바다 건너,
제주에서 아미들과 나누었습니다.

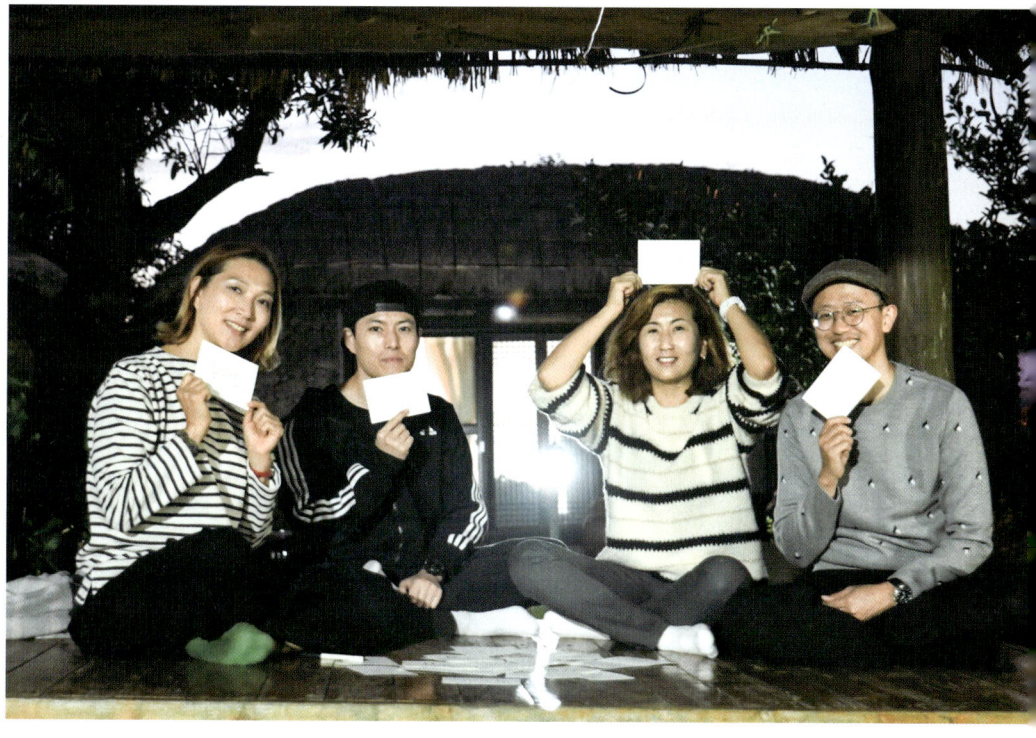

이야기의 시작, '오해'

조진희 난 '오해'로 시작하고 싶어요. **유정윤** 이 오해는 암에 대한 오해인가요? **조진희** 암을 비롯한 다양한 것들이요. 생각하는 오해는 다 다르니까요. **유정윤** 난 먼저 암에 대한 오해에요. 사람들은 '암' 하면 다 죽는 줄로 알아요. 물론 죽기도 하죠. 그렇지만 꼭 암 때문에 죽는 건 아니거든요. 갑작스레 심장마비로 죽을 수도 있고, 교통사고로 죽을 수도 있는데… '암이다' 그러면 무조건 '죽음'으로 연결 짓는 것이 암에 대한 최대의 오해와 편견 같아요. **조진희** 제가 암에 걸린 사실을 사람들에게 알렸을 때, 그런 오해로 정말 많은 사람이 '회사를 그만둬야 한다'라고 이야기했어요. 그래서 정말 진지하게 회사를 그만둘까 생각했고요. 지금에 와서 생각해보면 그때 그 말들을 믿고 회사를 그만뒀으면 정말 큰일 날 뻔했어요. 그랬다면 오늘의 우리가 이렇게 만날 수가 없잖아요. 오해란 자기가 겪지 않은 일을 쉽게 이야기하는 일인 것 같아요. **이정훈** 전 유전적인 부분에 관해서 이야기하고 싶어요. 암에 걸린 후 제가 가장 많이 받은 질문 중 하나가 '가족력이 있냐?'는 거였어요. 제 주변에는 유전으로 인한 젊은 암 경험자가 아무도 없어요. 그런데도 대부분의 사람은 '암에 걸렸다' 하면 으레 '가족력 때문이다'라고 오해하죠. 그런 부분의 오해가 풀렸으면 해요. 가족력이 없어도 누구나 다 암에 걸릴 수 있는 건데… 그 사실도 잘 모르잖아요.

암이란, 어느 날 다가온 '사건'일 뿐

정승훈 저도 병원에 있을 때 친구들이 병문안 와서 가장 많이 질문한 것이 "가족 중에 암에 걸린 사람 있니? 왜 네가 암이야?"였어요. **유정윤** 나도 들었어요. **조진희** 암은 유전적인 요인과 환경적인 요인으로 걸리잖아요. 그게 정확한 수치가 나와 있나요? **이정훈** 몇 달 전에 삼성서울병원 진단검사의학과 김종원 교수님의 기사를 읽었는데 "선천적으로 암 유전자를 갖는 경우는 전체 암 환자의 약 10%로 추정되며 나머지는 태어난 후 성장하고 노화가 진행되면서 유전자 변이가 쌓여 암이 되는 경우"라고 하셨어요. **정승훈** 특히 젊은 친구들의 암 발병 원인은 환경적인 요인이 크다고 해요. 하지만 의사 선생님께 정확한 암의 원인을 물어봐도 딱 무어라 이야기를 해주지는 않아요. **이정훈** 암의 발병 원인도, 변수도 너무 많으니까요. **정승훈** 결국 암을 진단받는 것은 누구의 잘못도 아니고, 내가 잘못 산 것도 아니에요. 그냥 어느 날 다가온 사건인데 "네가 환경이 좋지 못한 곳에 살아서 그래", "네가 그 일을 해서 잘못이야", "너의 유전자 때문이야" 등의 이야기를 자꾸 듣게 되면, 내가 한 과거의 선택들을 원망하며 살게 될 것 같아요.

'결혼과 유전자의 오해'

조진희 그런 오해는 나중에 결혼에도 영향을 미치죠. **유정윤** 미혼인 암 경험자들은 결혼에 대해서도 영향을 많이 받지 않나요? 예를 들어 "너랑 결혼하면 너의 애도 암에 걸리는 거 아니야?" 라고요. **이정훈** 제가 만난 친구들은 그런 오해는 없었어요. 다만 부모님들의 인식에서 많은 영향을 받았죠. **조진희** 나는 승훈 님 입장에서 정훈 님이 어떻게 결혼을 했는지 무척 궁금할 것 같아요. **정승훈** 안 그래도 오늘 밤에 꼭 묻고 싶었어요. **이정훈** 저는 암을 진단받기 2년 전부터 지금의 아내와 사귀고 있었어요. 부산과 서울을 오가며 장거리 연애 중이었죠. **조진희** 그건 더 대단하네요. **이정훈** <또봄> 구성원 중에, 결혼 준비까지 다 했는데, 암에 걸렸다니까 1주일 만에 헤어지는 일도 있었어요. **정승훈** 생각보다 암 때문에 결혼이 없던 일이 되는 경우가 많아요. 특히 자녀 계획을 이야기하며 이런 질문들을 많이 하죠. "암에 걸렸는데 2세 계획은 어떻게 하려고?", "2세가 너의 유전자 때문에 암에 걸리면 어떡해? 입양하는 게 낫지 않아?" 등. 그때 전 제가 아이를 입양하더라도, 환경적인 요인에 의해서 암에 걸릴 수 있는데, 그건 모두가 가진 잠재 가능성인데… 그건 배제된 체 이야기하는 사람들에게서 큰 상처를 받았어요. 그리고 내가 내 아이를 낳든, 입양하든… 어떤 상황이 내가 더 감내를 잘할 수 있을까, 상처를 덜 받을 수 있을까 생각했어요. **이정훈** 제 아내는 성격 자체가 유난스럽지 않고, 장인·장모님도 저를 많이 배려해 주셨어요. 그런데 저 같은 경우가 많지는 않은 듯해요. 제가 암에 걸리고 나니 많은 분이 제게 와서 조용히 이런 이야기를 하시더군요. "사실 나도 암 환자였어. 하지만 처가에서는 몰라. 아내만 알고 있지!" 라고요. **조진희** 암을 진단 받고 결혼 전 아내에게 어떻게 이야기를 할까 고민하지 않았어요? **이정훈** 고민하지 않았어요. 대신 회사에 이야기 할까 말까를 고민했죠. 인사팀에는 이야기할 수 밖에 없었는데… 자연스레 회사에 다 퍼지더라고요. 그리고 의사인 누나를 제외하곤 가족에게도 이야기 하지 않았어요. 부모님 쓰러지실까 봐요. **정승훈** 치료 다 끝나고 얘기하셨어요? **이정훈** 제가 가능성이 보이면서 이야기를 해야겠다고 마음먹었죠. 누나들과 대책 회의를 한 후 우황청심환을 사들고 가서 부모님께 이야기했어요. **유정윤** 부모님 마음이 어떠셨을까요? **이정훈** 뭐라 표현을 못 하셨어요. 그때 생각하면 지금도 마음이 아파요.

받는 사람도, 하는 사람도 어려운 '배려'

조진희 암 환자에게 주변 사람들이 어떻게 해주면 좋을까요? 가족의 입장에서, 친구의 입장에서 말이에요. **이정훈** 제가 암을 진단받고 나니 친구들이 많이 묻더군요. 자기 가족이 암을 진단받았는데, 어떻게 해주면 되느냐고요. **조진희** 저도 요즘 그런 전화를 많이 받아요. **이정훈** 저는 평소처럼 대해주라고 이야기했어요. 그리고 병원에 있으면 심심하니까 병문안을 자주 가라고도 했죠. **조진희** 전 반대로 주변 사람들이 너무 평소처럼 대해서 힘들었어요. 언젠간 항암 치료 중에, 친구들이 감자탕과 술을 사들고 우리 집으로 와서 소맥을 말아먹더라고요. 그때 무척 서운했어요. **정승훈** 상황에 따라 좀 다를 것 같아요. 병문안을 받아줄 수 있을 때가 있고, 그렇지 못할 때가 있잖아요. 그래서 사전에 양해를 얻는 게 좋은 것 같아요. **유정윤** 기억에 남는 병문안이 있나요? **정승훈** 입원 생활을 오래 하다 보면 하루하루가 주사, 눈만 뜨면 피검사, 회진, 먹고, 자고… 가 반복되잖아요. 원래 나의 일상은 사라지고요. 그러던 때 <u>옛 친구들이 찾아와서 간만에 일상의 대화를 나누었는데, 그게 그렇게 고맙더라고요. 일상을 같이 이야기 해주던 그 친구들이 저에겐 큰 기쁨이자 병원 생활의 이벤트였어요.</u> **이정훈** 제 친구 중에 미국에 사는 애가 있는데, 한국에 출장 왔다가 저를 보러 왔어요. 자기가 집에서는 시차 때문에 잠을 못 잔다며 병원에 와서는… 제 옆에서 쿨쿨 자더군요. **조진희** 친구 옆에서 자고 싶어서 시차 핑계를 댄 건 아닐까요? 남자끼리 쑥스러우니까요. 전 그렇게 느껴지는데요? 사실 병원에서 자는 거 생각보다 쉽지 않아요. 힘든 일이기도 하고요. 전 엄마가 유방암 수술을 했을 때도 병원에서 하룻밤도 자지 않았어요. 그런데 내가 아프고, 병원 생활을 하다 보니, 내 옆에서 누군가 자주는 게 그렇게 고맙더라고요. **유정윤** <u>하는 사람도 힘들고, 받는 사람도 불편한 게 배려인 것 같아요.</u> 배려를 해주지 않으면, 해주지 않아서 서운하고, 해주면 또 해줘서 불편하고… 거참 어렵네. **조진희** 그래서 <u>'배려도 물어보고 하라'는 말이 있잖아요.</u> **이정훈** 그래서 암 경험자들이 가장 힘들어하는 사람이 가족이에요. 배려라며 잔소리가 늘어가니까요. **유정윤** 우리 남편은 저 아프고 나서도 만날 제 옆에 앉아서 고기 구워 먹고, 술 마시고 그랬어요. **조진희** 서운하지 않았어요?. **유정윤** 서운했죠. 그래서 참다가 터트렸죠. '어떻게 그럴 수가 있느냐, 나 못 먹는 거 뻔히 알면서' 그랬더니, 남편이 되려 '나는 당신을 아픈 사람이라고 생각하는 게 싫다' 말하더군요. '나는 당신이 정상인 사람이라고 생각하고, 옛날의 당신에게 하던 걸 똑같이 할 뿐이다' 라고요. **조진희** 그래도 바로 옆 사람은 먹고 싶어도 못 먹는데요. 그 배려는 못 하셨군요. **유정윤** 남편으로선 나를 아픈 사람으로 인정하는 게 더 힘드니, 아프지 않은 아내랑 살고 있다고 자기 최면을 건 것 같아요. 그래서 되돌아보면 그 시기, 우리 부부는 각자 나름의 투병을 한 것 같아요. 전 저대로 병원 치료를 하며, 남편은 남편대로 마음 단속을 하며 그 시기를 버텨온 온 거죠.

정승훈 가끔 이런 말을 하잖아요. "네가 암 환자라는 생각을 하지 않았으면 좋겠어", "네가 예전 그 모습으로 살면 좋겠어"라고. 그런데 암이라는 큰 사건을 겪은 사람에게, 암은 아무것도 아니라는 생각을 강요하는 것 또한 폭력이라고 생각해요. **유정윤** 보호자 입장에서 생각해보면 이해가 되기도 해요. '가족이 아픈 걸 받아들이는 게 얼마나 힘들면, 그 자체를 부정하고 싶은 걸까?'라고 생각하면요. 그게 그들 나름의 보호막 아닐까요? **정승훈** 전 그 부분은 같이 해결해 나가야 한다고 봐요. 투병은 환자 혼자 하는 게 아니에요. 가족들과 같이 해나가야 해요. '서로가 소중한 사람을 잃을 수도 있다'라는 슬픔을 같이 견뎌야 하니까요. 그래서 투병이 끝나고도 가족과 많은 소통이 필요해요. **조진희** 그건 암 환자의 입장이니까 할 수 있는 이야기 아닐까요? 전 1년은 보호자였고, 그다음 해엔 제가 바로 환자가 됐어요. 짧은 시기에 그 두 입장을 다 겪어 보니, 보호자가 암 경험자와 같이 투병한다는 게 쉽지 않더군요. 전 우리 엄마인데도 되게 남의 일 같았어요. 내가 아픈 게 아니니까요. **유정윤** 누구든 내 일이 아니면 똑같은 맘으로 아플 순 없죠. **조진희** 그런데 우리는 암 경험자이다 보니 그걸 서운해한단 말이죠. 반대로 우리가 보호자 입장이 되면 또 그런 서운한 상황을 만들 수 밖에 없어요. 그래서 지금 이 자리에 모인 우리가 저에겐 아주 소중해요. 우리는 모두 암을 겪었기 때문에 가족도 이해해 주지 못했던 것을, 가족과 이야기하지 못했던 것을 같은 마음으로 바라보고 이야기할 수 있으니까요.

'암 친구'
=
'군대 동기'

이정훈 아팠던 이들이기에 <또봄>에서 만난 친구들과도 그래서 더 금세 친밀해지고, 속 이야기를 하는 것 같아요. **유정윤** 전 요새 암 친구들밖에 없어요. 인간관계 폭이 넓지 못하기도 하지만 아프고 난 후엔 옛 친구들보단 암 친구들을 더 자주 만나게 돼요. 공감의 폭이 넓으니까요. **조진희** 저도 암 관련 친구들을 많이 만나요. 하지만 남편이 싫어하는 게 눈에 보이죠. 다른 친구들은 만나지 않으면서, <룰루랄라 합창단>에서 훌라 추고, <암파인니팅클럽>에서 뜨개 하고… 그것도 싫었는데 이제는 <아미북스> 책 만든다고 암 경험자들과 제주까지 와 있고… 남편 입장에선 암 경험자들을 만나는 게 불편한가 봐요. **유정윤** 아마도 암 친구들에 대한 오해와 걱정 때문이지 않을까요? '지금 네가 만나는 그 암 친구가 계속 건강할 수 있느냐? 그러니 그 친구랑 너무 깊이 관계를 맺지 말아라. 어느 날 네가 원치 않는 상태에서 그 친구가 사라졌을 때 네가 받을 상처를 생각해라' 같은. **조진희** 어릴 적 우리 엄마들이 '저 친구는 나쁜 아이니 같이 놀지 말라'라는 거랑 똑같네요. **이정훈** 전 암 친구들이 군대 동기랑 비슷한 것 같아요. 군 생활이 힘들다 보니, 그 시간을 같이 보낸 동기들과 관계가 유독 돈독하잖아요. 암 환자도 그런 것 같아요. **조진희** 맞다! 비슷해요. 우리 암 경험자들이 모이면 자연스레 계속 암 이야기를 하잖아요. 군대 얘기랑 똑같아요. 군대 얘기, 축구 얘기, 군대에서 축구 한 얘기 반복하듯이, 암 경험자들과 만나 계속 암 이야기를 반복하게 돼요. **이정훈** 우린 군대 동기군요! 하하하 **정승훈** 또 암이라고 하면, 대뜸 "어느 병원에서 치료 했어요"라고 묻게 되잖아요. "저 어디 병원이에요" 하면 같은 고등학교 동문 만난 것처럼 반갑죠. 병원 동문이 생기는 거죠. 다 경험에 대한 연결고리 때문인 것 같아요.

암이
지닌
가장 큰
문제는,
고정관념

유정윤 전 암을 경험하고 나서 암에 대한 고정관념과 인식이 많이 바뀌었어요. **이정훈** 정말 안타까운 게 아직 많은 사람이 7~80년대 암 인식 상태에 머물러 있다는 사실이에요. **조진희** 그 옛날에 전달된 잘못된 정보들과 고정관념들이 개선되지 못하고, 마치 그게 사실인 것처럼 여전히 통용되는 게 참 많아요. **이정훈** 왜 개선되지 않는 걸까요? 이 전의 암 경험자들도 같은 경험을 했을 텐데, 그들도 개선을 바랐을 텐데요. **유정윤** '암으로 아프다'라는 것을 말하지 않기 때문에 악순환이 되는 게 아닐까요? 암 완치를 받고 잘살고 있는 사람들은 더는 '암'이라는 단어로 노출되고 싶지 않다고 해요. **이정훈** 젊은 친구들은 아파도 말하지 않고, 나아도 암 사실을 숨겨요. 많은 불이익이 뒤따르니까요. **조진희** 대중매체가 전달하는 암에 대한 인식도 문제라고 생각해요. 그래서 저는 지금 우리가 만드는 이 책이 암에 대한 인식개선의 불씨가 될 수 있다고 생각해요. 이 책을 통해 '암에 걸렸지만 우린 이렇게 잘 살고 있다'는 걸 보여주고 싶고, 암 경험자들의 마음도 알리고 싶어요. **유정윤** 우리의 이야기를 통해 더 많은 사람이 밖으로 나와 암을 이야기할 수 있으면 좋겠어요. 그렇게 되면 점차 인식을 바꿀 수 있을 것 같아요. **이정훈** 전 개인이 나서기 전에 사회적 인식부터 변해야 한다고 생각해요. 예를 들어 무단횡단을 '할 수 있다, 없다'로 이야기할 수 있듯, 무언가 통념이 있어야 거기에 맞춰서 이야기를 꺼낼 수 있을 것 같아요. **정승훈** 전 '인식'이라는 것 자체가 이해의 부족이라고 생각해요. 암에 대한 이해가 없는 상태에서 대중매체를 통해 얻은 암 정보들을 여과 없이, 즉 이해 없이 받아들일 때 암에 대한 인식은 또 다른 오해를 낳으니까요. 하하 그리고 보니 다시 오해네요. **조진희** 암으로 아픈 사람들이 이렇게나 많은데, 여전히 암은 오해투성이군요. **이정훈** 이런 거 아닐까요? 아플 땐 다른 생각 하기 싫고, 낫고 나면 굳이 다시 생각하기 싫어서. **조진희** 맞네, 맞아! 나도 그랬어요. 인식개선에 대한 정답은 없는 것 같아요. 바람이 있다면 성교육처럼 공교육의 하나로 암에 대한 교육이 이루어지면 좋겠어요. 국민 세 명 중 한 명이 암 환자이고, 점점 더 암 환자는 증가할 거라고 전망하니까요.

우리가 만난 제주

조진희 마지막으로 제주도 이야기를 할까요? 제가 책 작업을 위해 제주행을 제안했을 때, 왜 다들 5분 만에 오케이를 한 거예요? 싫다고 할 수도 있었잖아요. **이정훈** 암 경험자들과 <또봄> 프로젝트를 진행하고 있지만, 아직 모르는 분들이 많아요. 이 작업을 계기로 더 많은 암 경험자들에게 <또봄>을 알리고 싶었어요. 또 좋은 이들과 여행도 할 수 있는 기회이니 거절할 이유가 없었죠. **유정윤** 전 '아미'잖아요. 그러니 당연히 Yes죠. 여기 모인 모두가 같은 마음이지 않을까요? 내가 암을 경험했고, 그 경험의 에너지를 모아서 다른 암 경험자들에게 좋은 에너지를 전하는 역할을 할 수 있으니까요. **정승훈** <아미북스> 팀을 처음 만났을 때부터 마음이 통했고, 무엇이든 같이 하고 싶은 마음이 있었어요. 그러던 중 손을 내밀어 주셨고, 그때부터 너무 기대가 됐어요. '같이 할 수 있다는 것'과 '같은 뜻을 가진 사람이 많다는 것'을 알게 됐으니까요. 여러분과 같이 할 수 있어서 전 정말 기분이 좋아요. **조진희** 정말 다 같이 암 경험자들을 위해 더 분발하면 좋겠네요. 작은 빛들이 모인 윤슬처럼요. 아~ 오늘의 제주는 정말 행복하네요. **유정윤** 결국 제주는 다 좋은 것 같아요. 오늘도, 여러분도, 이곳에서 나눈 마음도~ **이정훈** 그런데 우리 언제까지 이야기해야 해요? 배고픈데요. **정승훈** 이제 녹음기 끄고 2부를 시작해볼까요? 책에 옮길 수 없는 이야기들을요. **모두** 좋아요~~!!!

아 미 들 의
여행 필수 아이템
훔 쳐 보 기

여행은 늘 특별하다.
그 특별한 여행을 완성하는 것 중 하나가 짐 싸기다.
설레며 싼 여행 가방을 열어보면
각각의 취향과 남다른 여행 노하우가 엿보인다.
그래서 아미들에게 물었다.

"당신의 여행 가방에
빠지지 않는 필수 아이템은
무엇인가요?"

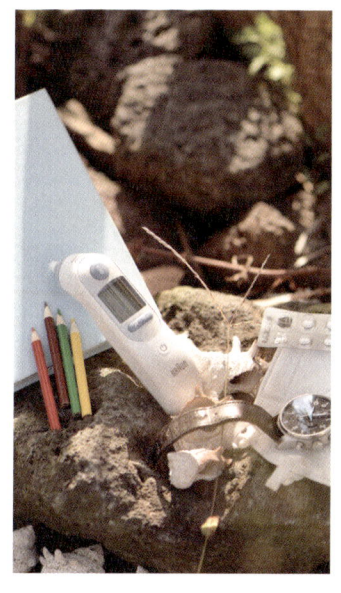 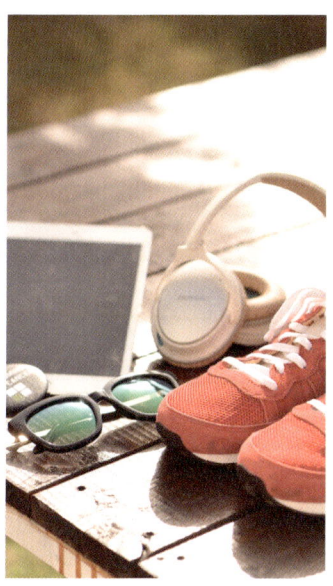 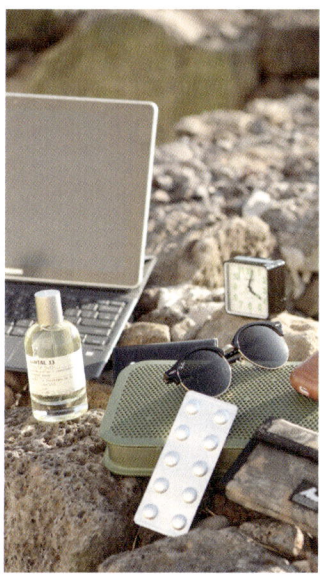

조진희's Pick

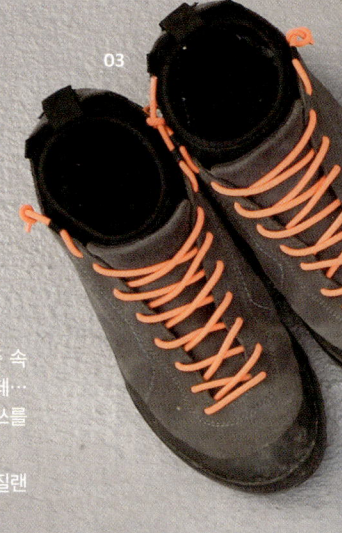

01 목도리 : 암 수술 후 일상의 가장 큰 변화는 몸의 온도. 하루에도 수십 번 '추웠다', '더웠다'를 반복한다. 따라서 적절한 체온 유지 아이템인 목도리는 필수! 지난 생일에 직원들이 선물해 주었다.

02 헌팅캡 : 여행 중 모자는 필수. 특히 머리를 감지 못했을 때 유용하게 쓰인다.

03 트레킹화 : 나는 걷기를 좋아한다. 특히 사람들이 잘 가지 않는 길, 비 온 뒤 낙엽이 젖어있는 길을 좋아한다.

04 명함 지갑 : '몽블랑'이 내 이미지와 어울리는 브랜드라며 오래전 남편이 선물해 주었다. 남편은 나의 보이시 한 면을 좋아한다.

05 립스틱 : 내 가방에는 단 두 개의 화장품 아이템이 있다. 그중 하나가 바로 립스틱. 일 년을 사용해도 줄지 않는 마법의 립스틱이다.

06 그레고리 지갑 : 여행 중 신분증과 약간의 현금이 들어가는 작은 지갑으로 여행에 딱! 이다.

07 레이벤 선글라스 : 선글라스는 역시 '레이벤'이지~!

08 르라보 향수 : 나에게 어울리는 향은 우드 향이라며 절친한 친구가 선물한 수제 향수. 마음에 쏙 든다.

09 면빤쓰 : 병원 입원 당시 동생이 사다 준 속옷, 처음엔 '이런걸 사 왔냐'며 타박했는데… 너무 편해서 지금까지 입고 있다. 이 빤쓰를 입으면 잠이 잘 온다.

10 프로폴리스 치약 : 구강 건강을 위해 뉴질랜드에 사는 동생이 보내주는 치약.

11 타목시펜 : 유방암 수술 후 5년 동안 복용해야 하는 약.

12 알람시계 : 여행 중에도 불안감에 항상 가지고 다닌다. 나는 시간 강박증 환자임이 틀림없다.

13 아이팟 : 통화량이 많은 나에게 조금이나마 전자파를 멀리할 수 있는 도구.

14 노트북 : 여행 중에도 일을 놓지 못하는 슬픈 현실. ㅠㅠ

15 바나나 : 배고픈 것을 참지 못하는 나의 비상 식량.

16 스피커 : 여행 중에도 피아노 연주를 들으며 반신욕을 즐긴다. 친구가 영국에서 사다 준 선물.

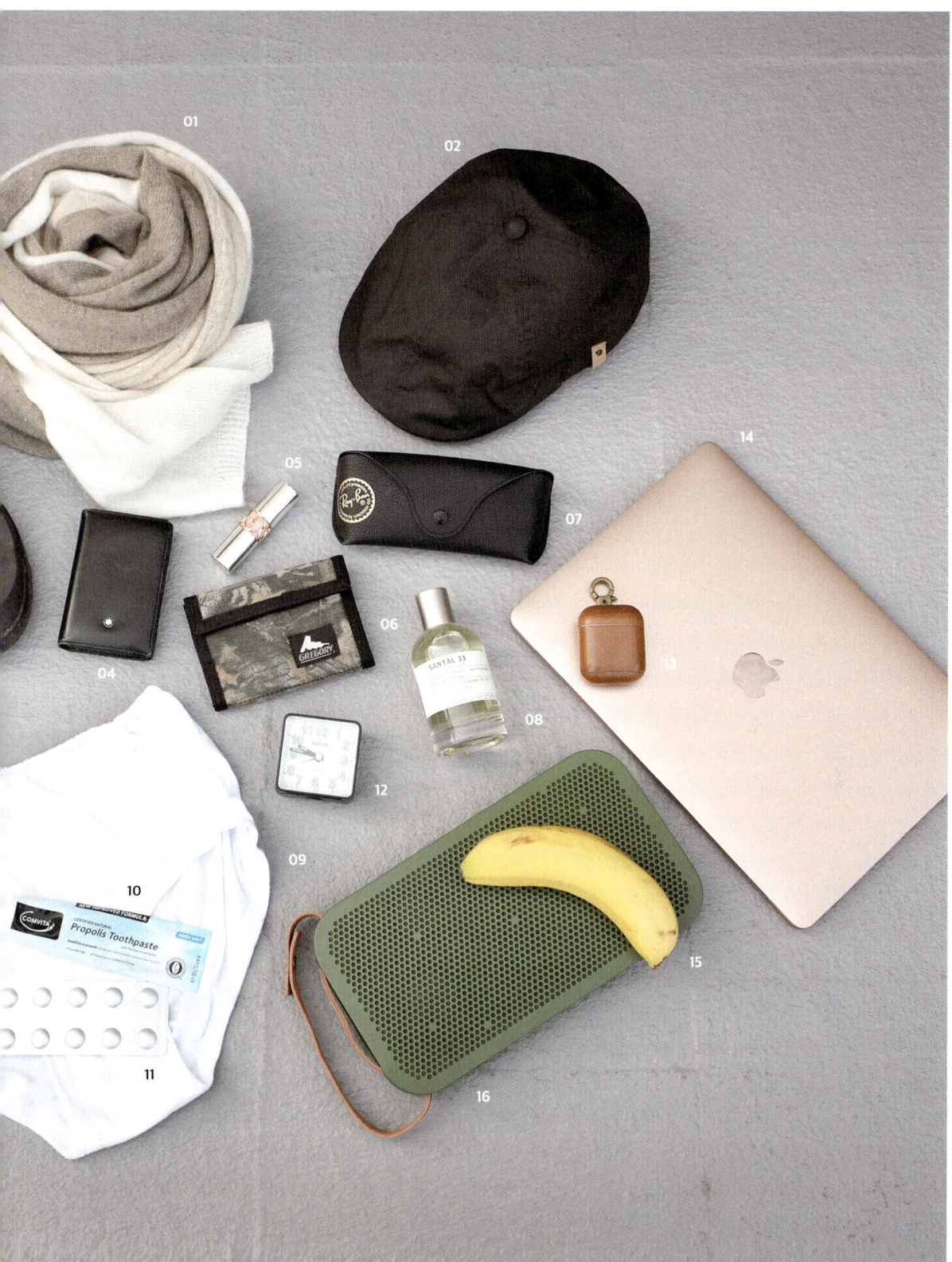

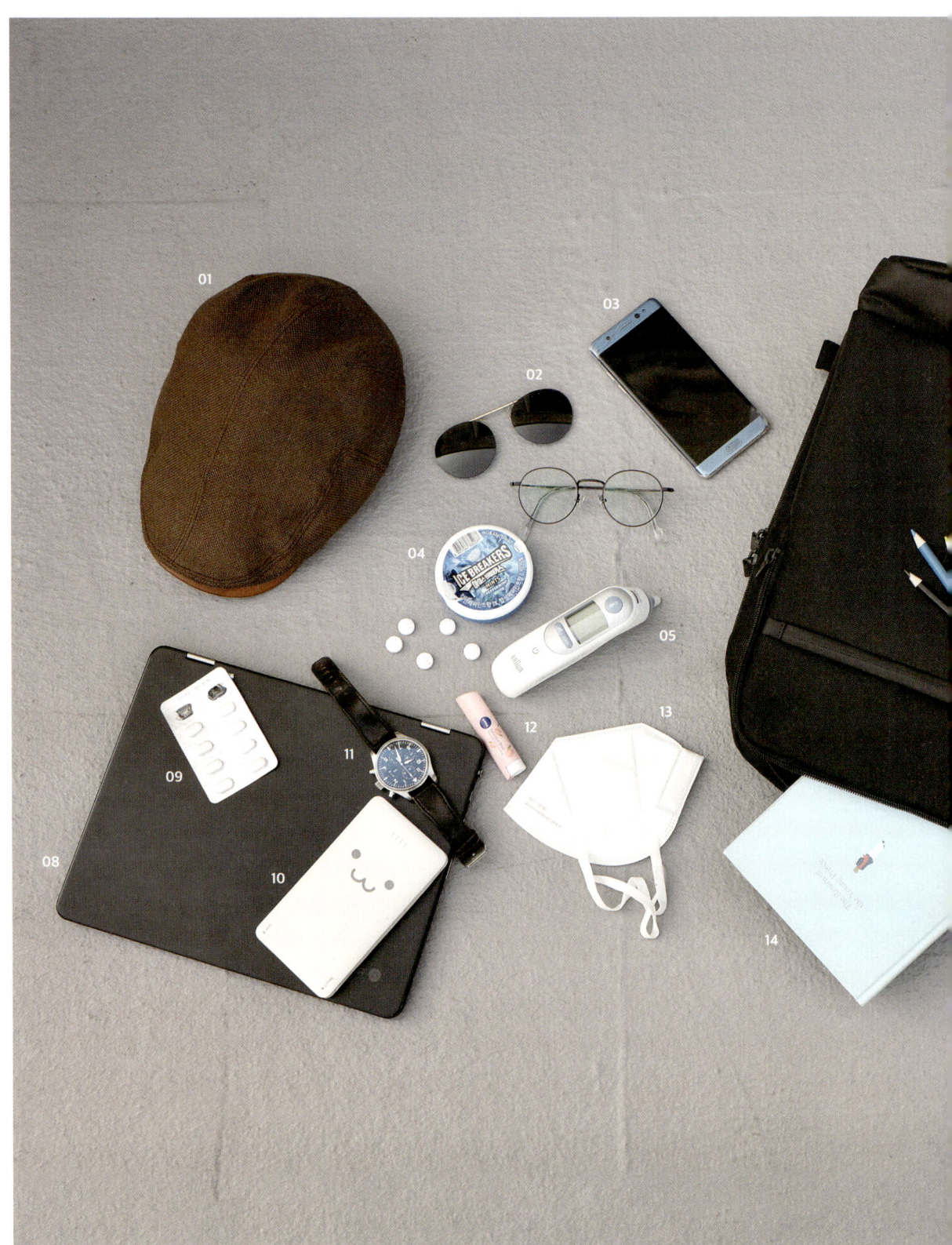

경훈's Pick

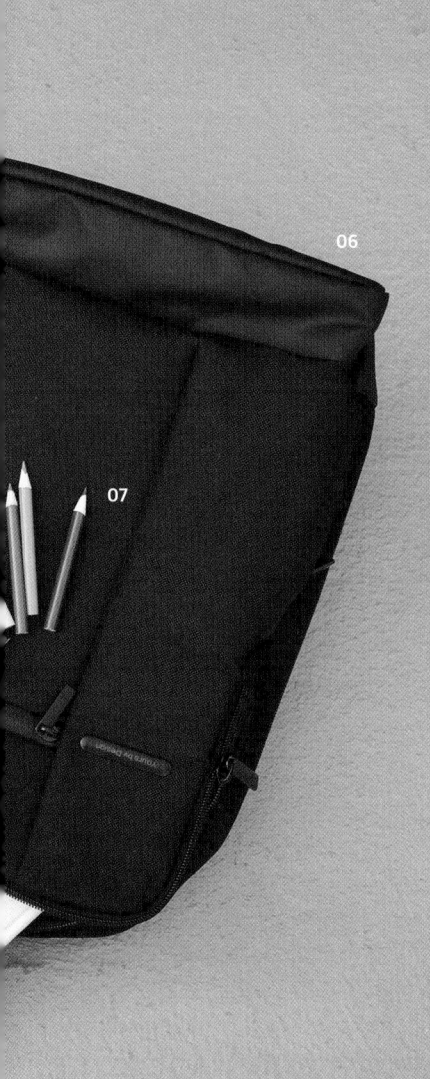

01 **헌팅캡** : 바람이 많이 부는 날 머리가 날려 부스스해지는 것을 방지하기 위한 모자!

02 **선글라스 클립** : 항암 치료 후 시력은 더 나빠지고 눈부심은 유난히 심해졌다. 그래서 계절과 무관하게 햇살이 강한 날이면 앞을 보고 걷는 것이 힘들다. 그렇다고 안경과 선글라스를 항상 챙겨 다니기엔 부피도 크고 분실하기도 쉽다. 해결책으로 선택한 선글라스 클립은 부피도 작고 한 번 설치하면 매번 바꿔쓸 필요가 없어 편리하다.

03 **스마트폰** : 이제는 없어서는 안 될 존재! 무거운 카메라를 대신하고 여행의 길잡이역할도 해준다. 덕분에 여행 짐을 줄일 수 있고 여행 계획을 세세하게 준비하지 않아도 된다.

04 **민트** : 칫솔질을 못 할 때나 기분 전환이 필요할 때 구원 투수 역할을 해준다.(제2의 구원 투수 자두 사탕도 있다.)

05 **체온계** : 혈액암 투병 중에는 패혈증으로, 치료 종결 후에는 고열로 응급실을 여러 번 오간 후 고열에 예민해졌다. 만에 하나 열이 나더라도 체온 변화의 경향을 파악할 수 있도록 2박 이상의 여행이라면 항상 챙겨간다.

06 **백팩** : 짐을 들고 다니냐는 말을 들을 정도로 바리바리 싸 들고 다니는 편이지만 치료 후 무게를 줄이려 소지품 다이어트를 했다. 그럼에도 줄여지지 않는 짐을 챙기기 위해 꼭 필요한 가방이다.

07 **색연필** : 여행지에서 편지나 엽서를 쓰고 싶을 때가 있다. 그럴 때면 꾸미고 싶은 욕구가… 똥손이지만 욕심이 있어 늘 챙겨 다닌다.

08 **초경량 노트북** : 그날 찍은 사진을 큰 화면으로 보고 싶거나 무료함을 채우기 위해서 유튜브를 시청할 때 유용하다.

09 **소염/해열제** : 고열에 예민한 만큼 열을 잡기 위해서 반드시 챙겨 다니는 약! 염증에 의한 열일 수 있으니 소염 효과가 있는 부루펜을 이용한다.

10 **보조 배터리** : 가방이 가벼워진 만큼 스마트폰에 의존을 많이 하기에 보조 배터리는 필수품이다.

11 **아날로그 시계** : 만에 하나 스마트폰 배터리가 없을 때도 시간을 알기 위해 착용하는 시계다.

12 **립밤** : 입술에 각질이 생기면 어김없이 잡아 뜯는다. 세 살 버릇 여든 간다고… 고쳐지지는 않을 것 같아 양심상 가지고 다니지만, 사실 어디에 넣어뒀는지 몰라 늘 입술은 메말라 있다. ㅜㅜ

13 **초미세먼지 마스크** : 항암 치료 후 예민해진 것 중 하나가 호흡기. 미세먼지 농도가 짙어지면 금방 목이 잠기고 감기에 걸린다. 그래서 미세먼지 마스크는 언제나 가방에 지니고 다닌다.

14 **책** : 자주 읽지는 않지만 그래도 하나쯤 있어야 읽고 싶을 때 읽을 수 있다.

유정윤's Pick

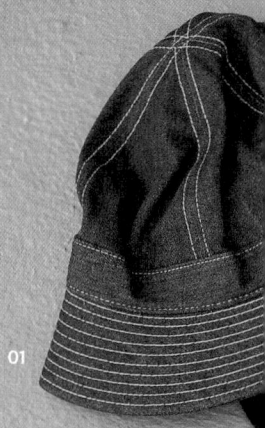

01

01 **모자** : 꾸미지 않은 듯 꾸미려고 할 때 유용한 아이템. 여행 중 초췌함을 가릴 수 있도록 도와준다.

02 **뜨갯거리** : 여행 중 기다림, 이동 중의 지루함을 달래기에 뜨개만큼 좋은 친구는 없는 듯.
특히나 예쁘고 촉감 좋은 실과 함께라면 '행복'한 여행이 될 수도~

03 **마이링** : 수술 후 부기가 심해졌다. 더욱이 여행 중엔 평소보다 훨씬 많이 걷게 돼 다리의 붓기가
유독 심하다. 가볍고 핸들링이 편한 '마이링'은 최고의 종아리 부기 제거 아이템.

04 **선글라스&케이스** : 내 눈을 보호하기 위한 필수품인 동시에 대충 걸쳐도 스타일을 지켜주는 아이템.
애정하는 '젠틀몬스터' 선글라스와 직접 만든 선글라스 케이스.

05 **수제 에코백** : 여행 중엔 무조건 '가볍고, 편하고, 부담 없는' 가방이 좋다.
크기도 넉넉해서 간단한 장보기도 가능하다. 이번 제주행을 위해 만든 신상^^

06 **책** : 여행 중 두껍고 무겁고 어려운 내용의 책은 힘들다. 그저 한 페이지, 한 단락에서
느낌을 얻을 수 있는 책을 선호한다. <힘들 땐 그냥 울어>는 책 제목에서 이미 위안을 얻었다.

07 **화장품 파우치** : '나도 여자랍니다'라고 말하는 아이템. 파운데이션쿠션, 립스틱, 립글로스 등을 넣어서
다니지만, 하루에 한 번도 꺼내 보지 않아 늘 '이걸 왜 가지고 다니지?' 하며 의아해하고 있다.

08 **노트&펜** : 혹자는 내게 '물욕이 많은 사람' 이라 한다. 격하게 인정한다.
특히 예쁘고 질 좋은 노트와 펜을 볼 때면 그냥 지나칠 수가 없다. 일러스트페어에서 구매한
작은 노트와 노란색 자투리 가죽을 입혀 남다름을 뿜어내는 빅볼의 볼펜을 사랑한다.

09 **몬데인 시계** : 여행 중엔 핸드폰이 짐스러울 때도 있고, 배터리가 소진돼 곤란할 때도 있다.
그럴 땐 아날로그 시계 침이 정확히 알려주는 시간이 참으로 고맙다.

10 **이어버드** : 여행 중엔 원치 않는 소리에 둘러싸이기도 한다. 뒷자리 갓난아이의 칭얼거림, 중년 친구들의
반가운 수다, 피곤한 아저씨의 코골이 소리 등. 나만의 음악이 필요한 순간을 책임져 주는 고마운 아이템.

11 **텀블러** : 지구 살리기에 동참하는 나의 아주 작은 노력.

12 여행 중 맞닥뜨릴 수 있는 모든 경우의 수를 받아들일 수 있는 유연한 마음가짐

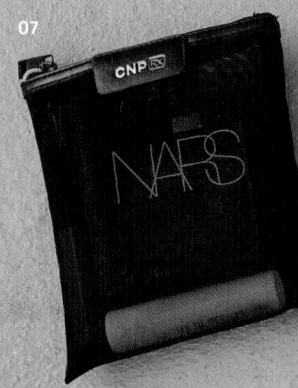

07

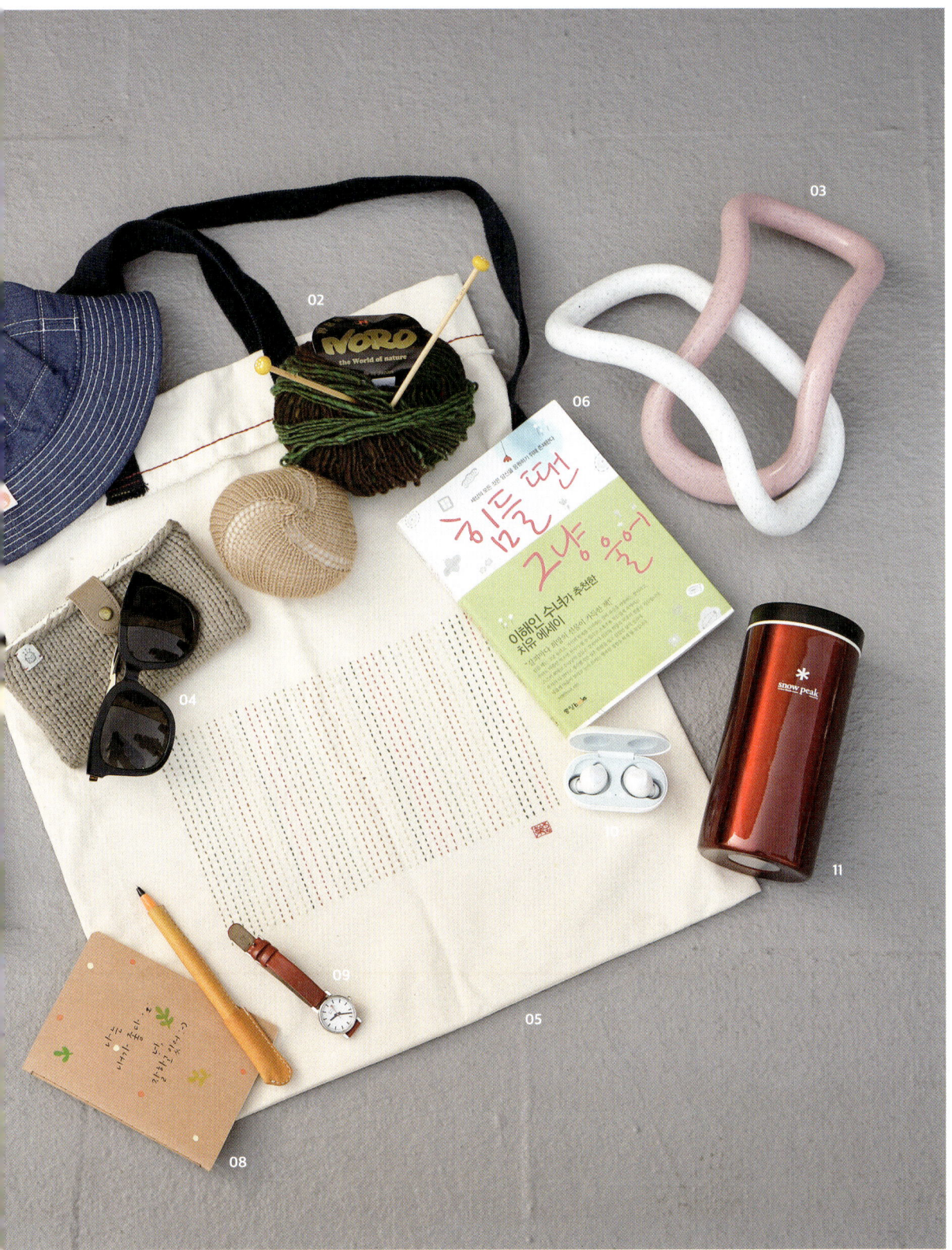

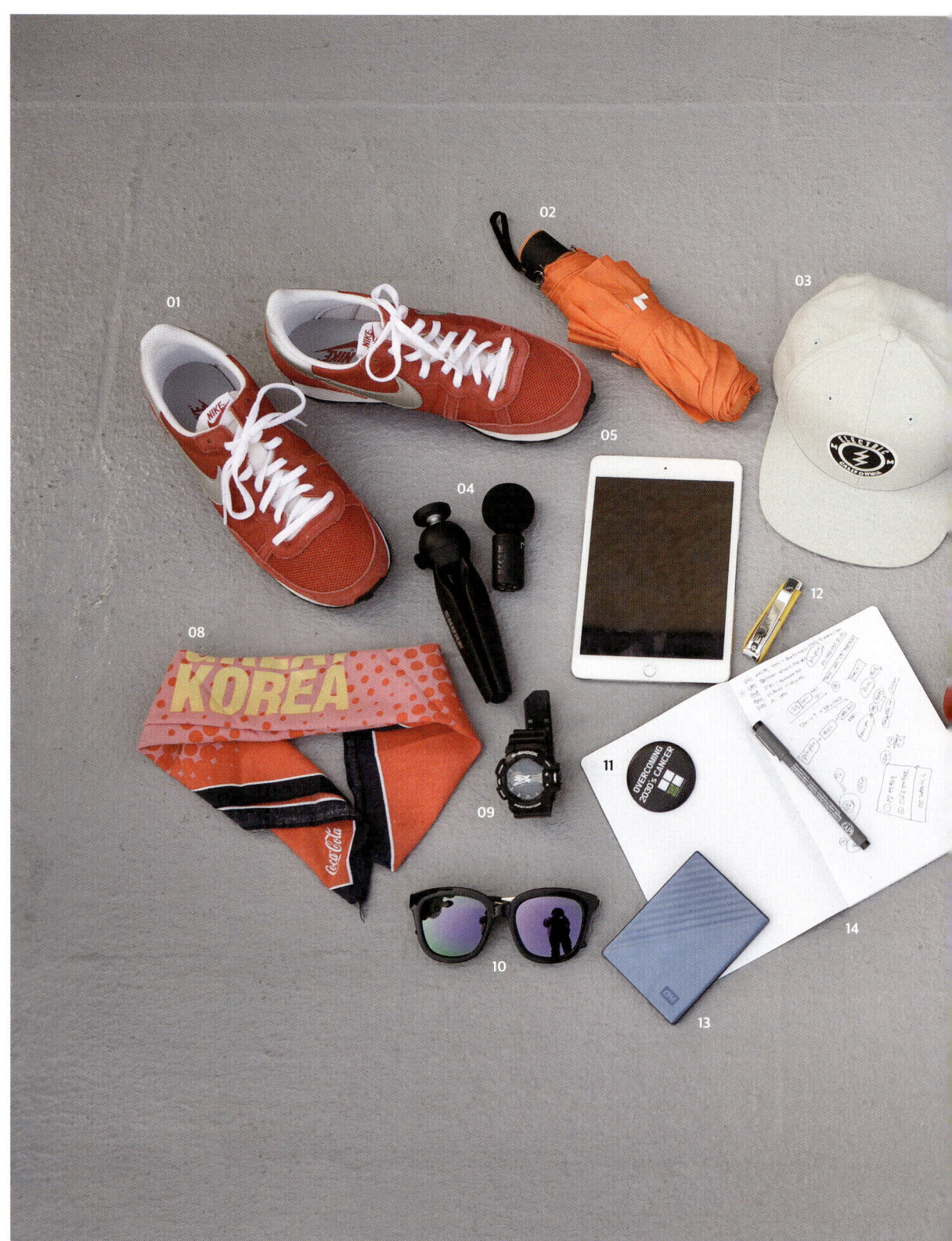

이경훈's Pick

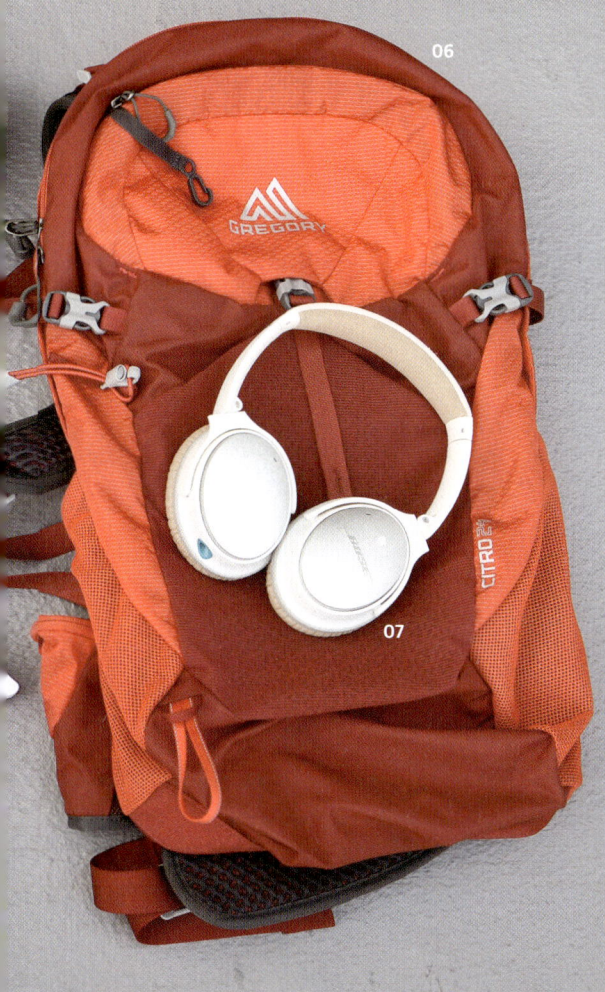

01 **운동화** : 오랜 시간 걸어 다니며 거리의 변화나 풍경을 보기 좋아하는 나에게 운동화는 여행의 소울메이트.

02 **우산** : 대학 시절, 학군단이었던 나의 가방 속엔 늘 우산이었다. 이제는 나의 여행 가방 속에 늘 우산이 있다. 하지만 가끔은 그냥 비를 맞고 다니기도 한다.

03 **모자** : 항암 후 머리카락이 약해져 머리를 만지기가 쉽지 않았다. 그때부터 머리 세팅 고민이 필요 없는 모자를 즐겨 쓰게 됐다. 여행 중엔 더더욱!

04 **외장마이크 세트** : <또봄>을 알리기 위해 유튜버가 되기로 결심. 그래서 고르고 골라 구매한 촬영 마이크 세트다. 이번 제주행에서 처음 사용한 따끈한 신상.

05 **아이패드** : 영화나 미디어를 너무 좋아해서 구매한 아이템. 그런데 요즘 일할 때 주로 쓰고 있다는 것이 문제다. ㅠㅠ

06 **여행용 배낭** : 여행을 떠나기 전 고민은 '어떤 짐을 어떤 형태로 가지고 갈까'이다. 항암 후 체력이 많이 떨어져 캐리어를 혼합해서 쓰고 있지만, 이번 여행에서는 배낭으로 결정.

07 **노이즈캔슬링 헤드폰** : 고민 끝에 거액을 주고 산 헤드폰 쓰면 머리카락이 망가지는 단점이 있지만 시끄러운 곳에서도 소리를 높이지 않고 편안하게 음악을 즐길 수 있다.

08 **손수건** : 여행 때마다 느끼는 것 중 하나가 외국인들이 한국을 잘 모른다는 것. 그런 이유로 여행 때마다 나만의 트레이드 마크로 손수건을 손목에 찬다. 'GREAT KOREA'와 '태극기'가 보이게.

09 **시계** : 여행 중 가장 필요한 것이 시계이다. 핸드폰도 있지만, 만약 충전이 안 되어 있으면 멘붕에 빠지기에.

10 **선글라스** : 선글라스를 좋아하진 않지만, 사진을 찍거나 날씨가 화창한 날에는 늘 도움이 된다.

11 **<또봄> 배지** : 항암 치료 후 투병 중인 친구들을 위해 80일간 여행을 했고, 그때의 사진을 기반으로 '여행버킷포토북'을 만들어 크라우드 펀딩을 진행했다. 그때 리워드 상품으로 제작했던 배지다. 디자이너 없이 직접 파워포인트를 이용해서 만든 작품.

12 **손톱깎이** : 단순히 손톱을 깎는 용도 외에도 여행 중 필요한 경우가 많아 꼭 챙기는 아이템 중에 하나.

13 **외장 하드** : 지금까지 나의 모든 여행이 기록된 외장 하드. 앞으로 더 부지런히 여행을 다니며 기록하고 싶다.

14 **노트와 펜** : 항암 치료를 하다 보면 '케모브레인(인지적 기능 저하 증상)'이라는 부작용을 겪곤 한다. 그래서 이제 노트와 펜은 필수. 갑자기 떠오르는 아이디어를 적거나 다른 사람에게 무언가 설명해 줄 때도 더 명확하다.

도움주신 작가님들

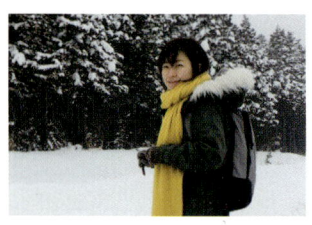

이현주

산을 오르고 길 걷는 여행을 좋아해 여행기자라는 직업을 가지게 됐다. <AB-ROAD>, <Friday Leisure>, <autocamping> 등의 여행 잡지사에서 일했다. 현재는 프리랜서로 다양한 문화 관련 책자에 기획 작가로 활동 중이다. 지난해 『쌀을 닮다』 라는 책을 지었다. 4년 전 조진희 대표와 '산' 책자를 만들며 연이 닿았고, '암' 책자를 만들며 연이 깊어졌다. <암밍아웃>을 만들며 암에 대한 많은 오해를 지워 나가고 있다.

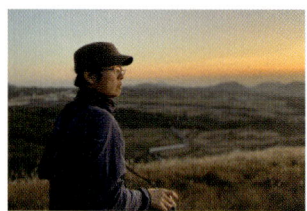

남윤중

2004년부터 간이역·오지마을·소읍·옛길 여행을 꾸준히 이어오고 있다. 여행 중 만난 풍경과 사람들로부터 얻은 마음의 평화와 기쁨을 사진에 담아 나누기를 좋아한다. 바쁘고 지친 사람들이 사진을 통해 위안받고 행복해지길 바란다. 대학에 출강 중이며 각종 매체 관련 전문인 사진동호회 <사진공감>을 지도하고 있다. 지은 책으로 『365일 마음의 사색 자유로운 상상』, 『서로 반대야』, 『종묘에 가자』, 『경주에 가자』 등이 있다.

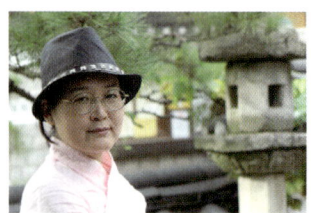

김선미

애 둘 키우며 살아온 평범한 아줌마이자, 매일매일을 재미있고 소중하게 지내려고 노력 중인 사람이다. 유방암 수술 후 찾아온 우울증을 극복하기 위해 사진 수업을 듣기 시작했고, 이후 새로운 행복을 찾아 일상이 조금은 더 재미있어졌다. "카메라와 핸드폰으로 바라본 세상은 일상과는 다른 행복을 줍니다". 그녀가 촬영 내내 하던 말이다. 아미북스의 첫 책 작업 또한 자신의 행복이며, 그 작은 행복을 책에 조금이라도 도움이 된다면 무척이나 기쁘겠다 속삭였다.

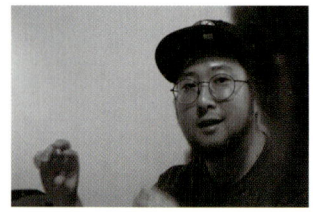

이관석

발달장애 아동들의 놀이치료 활동을 기록하며 사진을 시작했다. <원불교 청수나눔실천회>, <고엘 공동체>, <환경재단>, <평화를 이루는 사람들> 등 국내외 NGO와 사진 작업을 하였고, 현재 <사단법인 바라봄>에서 일하며 사진에 접근하기 어려운 분들을 위해 한 걸음 더 다가가는 작업을 이어가고 있다. 몽골, 인도, 터키, 시리아, 요르단 등을 여행하며 담은 사진으로 몇 번의 개인전을 가졌고, 캄보디아의 유적 사진들을 가이드북으로 출간하기도 했다.

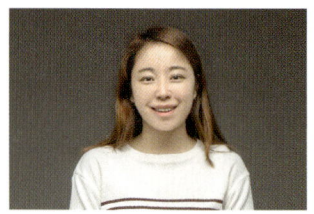

심지연

뷰파인더를 통해 바라본 세상이 좋았고, 그 세상이 담겨 나오는 사진 한 장이 좋아 지금까지도 설레이며 카메라는 드는 사람이다. 더불어 사진에 대한 설렘이 끝까지 사리지지않기를 바라는 사진쟁이다. 본인이 좋아하는 일을 통해 누군가에게 도움이 될 수 있다는 것이 기뻐, 아미북스 작업에 참여하게 됐다. <암밍아웃> 첫 호 제작에 참여하며, 자신이 갖고 있던 시선에 대해 조금은 더 깊이 생각하는 좋은 기회를 얻었다 말한다.

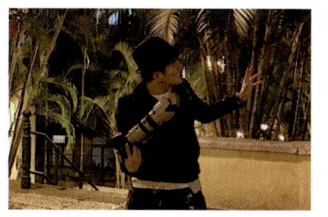

diem
장르 불문, 상황 불문하고 찍지 않은 사진이 없던 작가이다. 그런 그에게도 '암'이라는 단어는 생소했다. 암 환우들을 가까이하며, 그들의 이야기들 들으며 환우들을 찍기 시작했고, 암과 암 환우들에 대한 인식이 많이 바뀌었다 말한다. <암밍아웃> 작업 또한 '또 하나의 나를 바꾸는 작은 터닝포인트가 아닐까?'라며 기대하고 있다. 마지막으로 작업에 참여한 모든 분들께 감사하고 감사하며, 꿈을 이뤄 살아가려 노력하겠다는 다짐을 전했다.

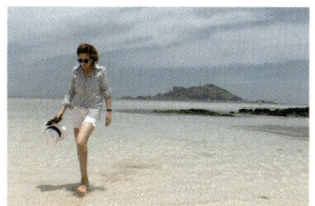

조영주
딸 아이의 사진을 취미로 찍어주다가 어느새 사진이 직업이 되어버린 사진작가이다. 암 경험자인 아미북스 조진희 대표의 큰언니이기도 하다. 동생이 하는 좋은 일에 작게나마 도움이 되고자 동생의 촬영 제안에 묻지도, 따지지도 않고 'OK' 사인을 보냈다. 남다른 감각과 센스로 열악한 촬영 환경을 극복, 현실과는 아주 남다른(?) 사진 컷들을 만들어 냈다. 특히 가족의 힘인지 조진희 대표의 사진에서 남다른 애정이 돋보였다.

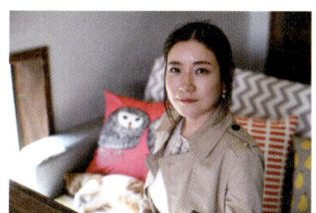

차차(@hanchayeon)
'단순하지만 마음에 남는 둥글고 따뜻한 그림을 좋아합니다'라고 말하는 그녀는 프리랜서 일러스트레이터이다. 마음에서 피어나 손끝으로 완성된 그녀의 그림들은 보는 이의 마음을 편안하게 감싸 안는다. 화려하거나 정교한 그림이 아닌 대상에 대한 애정과 따뜻한 시선에서 시작된 작품이기 때문이다. 다수의 출판물에 그림 작업을 해왔으며, 최근에는 도자와 페인팅으로 작업의 영역을 확장 중이다.

그 외 도움주신 분들

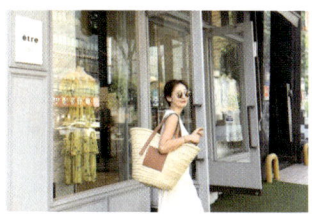

의상 협찬
etre 조혜재 대표님
15년 차 의류사업가로 압구정동에서 에트레와 에트레부티크를 운영 중이다. <아미북스>의 첫 책 작업에 필요한 많은 의상을 협찬했다. <아미북스>와의 연결 고리는 조진희 대표의 동생이라는 것. 사업가로서 가족으로서 항상 좋은 본보기를 보여주는 언니 덕분에 좋은 일에 함께할 수 있어서 기뻤다는 말을 전했다.

장소 협찬
제주 휘닉스파크 유민미술관(마케팅파트 파트장 신영근 님)
제주 마노커피하우스(이만오 대표님)
제주 책방 아베끄(강수희 대표님)

차량지원
DYPNF(조좌진 회장님)

소품 협찬
그레고리 코리아(정욱재 이사님)

암밍아웃
암이 탄생시킨 새로운 단어들
첫 번째 이야기

1판 3쇄	2022. 08. 25
펴낸이	조진희
기획	조진희, 이현주
저자	조진희, 정승훈, 유정윤, 이정훈
편집	이현주
사진	남윤중, 조영주, 김선미, 이관석, 심지연, 디엠
디자인	디자인생선가게 조운해
진행	조운해, 최다빈, 박진영
인쇄	주식회사 태광디엔피
펴낸 곳	아미북스
출판등록	제2019-000080
주소	서울시 성동구 성수이로24길 37 503호
전화	02-3673-2220
이메일	cho7662@naver.com
인스타그램	amibooks_official

ISBN 979-11-969852-4-0

이 책의 저작권은 <아미북스>에 있으며 무단 전재나 복제는 법으로 금지되어 있습니다.
잘못된 책은 구입하신 곳에서 교환해 드립니다.

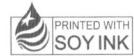

이 책은 FSC인증을 받은 친환경 용지에 콩기름 잉크로 인쇄되었습니다.
표지: 랑데뷰 울트라화이트 240g/㎡, 내지: 미스틱 105g/㎡